BRETT BRAVO

O SEGREDO DOS CRISTAIS

Um Guia Prático

Tradução
JOÃO ALEXANDRINO CUNHA NETO

EDITORA PENSAMENTO
São Paulo

Título do original:
Gems Open The Mind
The Gem-ray Connection

Edição	**Ano**
1-2-3-4-5-6-7-8-9-10	91-92-93-94-95-96-97-98

Direitos de tradução para a língua portuguesa
adquiridos com exclusividade pela
EDITORA PENSAMENTO LTDA.
Rua Dr. Mário Vicente, 374 – 04270 – São Paulo, SP – Fone: 272 1399
que se reserva a propriedade literária desta tradução.

Impresso em nossas oficinas gráficas.

. . . "A tendência de atribuir forma visível substancial a uma idéia abstrata está tão profundamente enraizada no ser humano que é considerada uma necessidade".

George Frederich Kunz
Gemologista, cristalógrafo,
historiador

SUMÁRIO

INTRODUÇÃO

A humanidade sempre sentiu certa paixão e fascínio pelos cristais e pelas pedras preciosas. A prática da cura pelos cristais e pedras preciosas é encontrada na história de cada cultura em qualquer época. Alguns dos mais antigos escritos disponíveis são encontrados no Velho Testamento.

O relacionamento dos cristais com os planetas e sua transmissão de raios cósmicos para a mente e para o corpo fazem parte da sabedoria antiga e contemporânea. A partir do que estudei e pesquisei, estabeleci um padrão. Acredito que impulsos provenientes de planetas e de outros corpos cósmicos são transmitidos através dos cristais, de forma a afetar os aspectos emocionais, mentais e físicos de todos os seres humanos.

O conhecimento que adquiri faz parte da sabedoria antiga. Ela foi usada técnica e espiritualmente por antigas civilizações mas, de algum modo, foi deturpada e perdida.

Meu objetivo é explorar e direcionar esse conhecimento a fim de poder despertá-lo em nossa consciência contemporânea. Mais do que isso, meu desejo é estimular a curiosidade de cada indivíduo para um experimento pessoal.

O QUE É UM CRISTAL?

** *Um cristal* é uma formação geométrica natural. Ele tem um corpo uniforme com uma disposição geométrica de átomos. As propriedades mutáveis dos cristais, dos minerais e das pedras preciosas (forma, cor, vibração, rigidez, etc.) são causadas pelas variações na sua estrutura atômica.

** *Pedras* é o nome coletivo que se usa para todos os componentes sólidos da crosta terrestre estudados pela geologia.

** *Minerais* são os componentes naturais sólidos da crosta terrestre estudados pela mineralogia. A maioria dos minerais tem formas cristalinas definidas.

** *Pedras preciosas* é o nome coletivo usado para todas as pedras ornamentais. A maioria das pedras preciosas são minerais, com poucas exceções.

** *Jóias* são peças de ornamento pessoal, isto é, peças de joalheria. Também pode tratar-se de pedras preciosas polidas ou facetadas.

** *Pedras do Reno* eram, originalmente, pequenos cristais arredondados de quartzo encontrados ao longo do rio Reno, na Europa. Eram facetados e usados para ornamento pessoal de baixo custo.

** *Cristal de chumbo* é vidro.

EU ACREDITO. . .

Minha filosofia pessoal, conseguida através da observação e da experiência, obedece às seguintes linhas de entendimento:

. . . Eu acredito numa Força Dirigente.

. . . Acredito que o Universo é um lugar seguro para se viver.

. . . Acredito que os planetas, girando em suas órbitas, transmitem raios cósmicos entre si e para a Terra, num modelo traçado pela Força Dirigente para ajudar todos os seres no seu caminho evolutivo, e que outros raios cósmicos, de origem desconhecida, também afetam a vida humana.

. . . Acredito que todos os seres estão lutando para crescer e evoluir de modo que, no final, possam entender a criatividade na potencialidade da Força Dirigente.

. . . Acredito que o plano terrestre é o nível físico mais inferior, básico, do Universo e, portanto, um nível inicial, comparável ao jardim de infância.

. . . Acredito que a Terra é uma escola na qual passamos por vidas sucessivas (reencarnação), que inclui todas as experiências possíveis no plano físico, para que possamos compreender e, realmente, conhecer este nível básico de manifestação.

. . . Acredito que há inúmeros níveis de consciência e que os terráqueos podem alcançar planos não-físicos, tais como o mental e o espiritual.

. . . Acredito que, para criar nossos próprios corpos, temos de passar por todas as situações indesejáveis, tais como deficiências genéticas.

. . . Acredito que nós determinamos nossas próprias condições físicas; automaticamente, criamos experiências psicológicas de aprendizagem. A vida num gueto pode gerar ódio, revolta e crime, levando ao encarceramento – ou pode ser superada. Tudo depende do indivíduo.

. . . Acredito que cada pessoa na Terra é totalmente responsável por todas as circunstâncias do nascimento e que é capaz de optar por agir com livre-arbítrio em qualquer ocasião.

Temos o poder de controlar mentalmente nosso corpo físico e de controlar espiritualmente nosso corpo mental-emocional.

. . . Acredito que, à medida que nos tornamos mais desenvolvidos, depois de sucessivas vidas, ficamos mais sintonizados com a manifestação de níveis não-físicos. Nós desenvolvemos os corpos invisíveis, mental e espiritual.

A parte direita do cérebro integra-se à esquerda. A lógica e a intuição, as polaridades masculina e feminina agem mais estreitamente.

. . . Acredito que existe uma consciência em todas as coisas do mundo físico. A estrutura molecular indica vibração. . . vibração indica vida. . . vida indica alguma forma de consciência.

. . . Acredito que a Força Dirigente tem dado a cada ser vivo a possibilidade de agir e uma razão para interagir com todos os outros seres vivos.

. . . Acredito que não existe morte, apenas uma transformação, uma reciclagem, uma evolução de tudo o que está no Universo.

Segundo essa linha de pensamento, convido cada um de vocês para, simplesmente, considerar as possibilidades que ora descrevo, relativas à interação dos raios cósmicos, dos cristais da Terra e dos corpos físicos e invisíveis do ser humano.

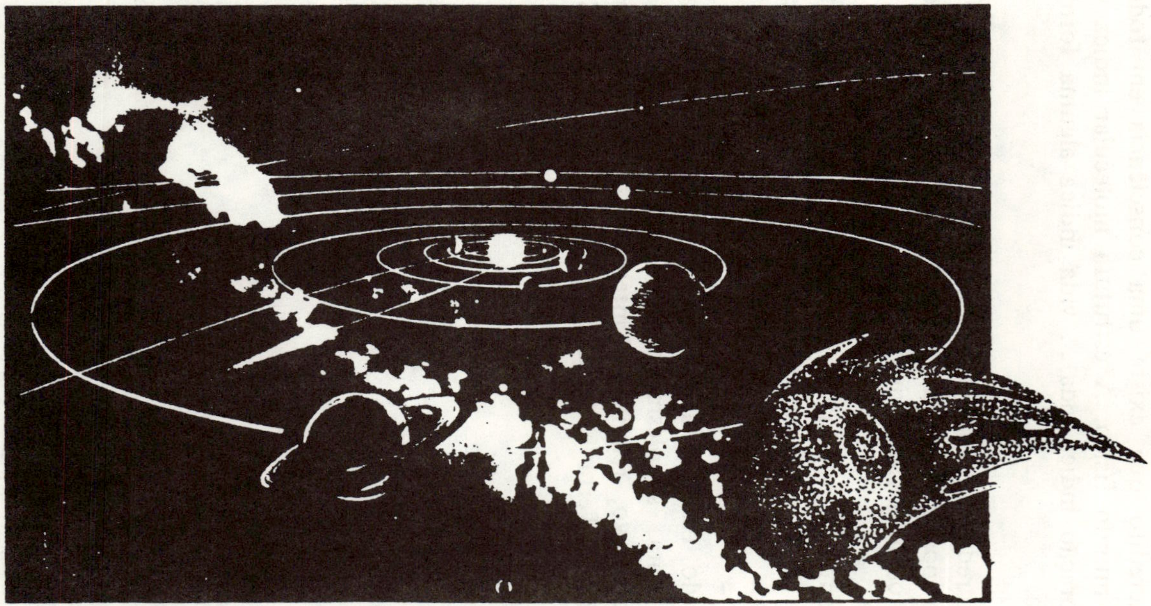

De todos os planetas pessoais e transpessoais do nosso sistema solar, Saturno é o principal. Saturno rege Capricórnio; Capricórnio rege nossa carreira e posição social. Saturno rege a estrutura básica, o esqueleto e a criação de todas as coisas. Saturno rege as rochas, os minerais e os cristais. Para ajudá-lo a encontrar seu exato cristal, observe a posição de Saturno no seu mapa astral. Descubra a sua lição de vida. Saturno é o mestre.

PREFÁCIO

O campo da metafísica tem estado, há muito tempo, em aparente conflito com o padrão científico. A ciência convencional defende que o conhecimento é adquirido apenas através dos cinco sentidos, e que qualquer coisa além disso é uma questão de crença. Os metafísicos argumentam que, além dos cinco sentidos, há outras maneiras de se chegar ao conhecimento, e que não devemos nos limitar a esse modelo restrito.

Durante cinco anos, minha colega, Dra. Doris Lyons, e eu co-dirigimos um programa para um instituto de pesquisa na Universidade do Alabama, chamado Projeto Além dos Limites Exteriores, com o objetivo de pesquisar e de explorar os limites alheios ao potencial humano. Durante esses anos, descobrimos que essa distinção está desaparecendo rapidamente, à medida que novas e importantes descobertas científicas começam a formular hipóteses que, cada vez mais, se identificam com os ensinamentos da filosofia mística oriental.

Há alguns exemplos:

Fritjof Capra – físico teórico, autor de livros e conferencista da Universidade da Califórnia, em Berkeley, tem promovido a conceituação de que toda matéria pode ter um determinado tipo de consciência.

Karl Pribram – médico e escritor, é pesquisador neurológico e defensor da teoria de que o holograma é um modelo para a função do cérebro humano e que, por isso, criamos nossa própria realidade.

Jean Houston – pesquisadora, conferencista, autora de livros e uma das criadoras da Fundação para a Pesquisa da Mente. Desenvolveu técnicas psicológicas que podem produzir estados alterados de consciência, iguais àqueles produzidos por alucinógenos.

Harold Puthoff e Russel Targ – ambos físicos e pesquisadores do Laboratório de Eletrônica e Bioengenharia do Instituto de Pesquisa de Stanford, julgam, a partir de experiências, ser possível para algumas pessoas descrever o que "vêem" em locais a muitos quilômetros de onde estão.

Dr. Robert Jahn – decano de Ciências Aplicadas da Universidade de Princeton, concluiu com suas experiências que, se se proporciona a realimentação de um movimento extremamente curto – algo em torno de um milionésimo de milímetro – qualquer um com um pouco de ousadia pode entrar em seu laboratório e ser capaz de mover um cinzeiro sobre a mesa somente com o poder mental.

Dr. Elmer Green – chefe do laboratório da Clínica Menniger, descobriu na sua pesquisa que alguns dos sufis que testou podiam fazer, com seus corpos, coisas biologicamente consideradas impossíveis, e concluiu que todas as partes do corpo obedeciam ao que se lhes mandasse fazer se alguém soubesse como dizê-lo.

Margaret Mead – famosa antropóloga e autora de livros, trabalhou com experiências sensoriais e concluiu que alguém pode, por exemplo, ser capaz de "sentir o aroma do azul".

Uma área de grande interesse atualmente é a "terapia pelo cristal". À medida que a comunidade científica torna-se cada vez mais consciente de novas aplicações para os cristais a par da alta tecnologia, muitos estão começando a encarar com seriedade os possíveis meios pelos quais os cristais podem afetar o ser humano. Pessoas como Marcel Vogel, alto pesquisador da IBM por mais de 25 anos, agora aposentado, planeja passar o resto de sua vida pesquisando os efeitos dos cristais nos seres humanos. No momento, ele está trabalhando com médicos a fim de auxiliá-los a familiarizar-se com os métodos para uso de cristais na prática médica.

O Dr. Glen Rein é um biólogo da Universidade de Stanford que muito se interessa pela pesquisa dos efeitos dos cristais no crescimento da célula humana. Contudo, alguns dos mais qualificados pesquisadores, bem como os projetos de pesquisa, encontram-se na Inglaterra, que assume a liderança nessa área.

É com grande satisfação que prefacio este livro de Brett, pois ela realizou um trabalho de destaque no campo da terapia por meio de cristais. Há mais de dois anos tenho estado atento ao trabalho de Brett, que está se tornando rapidamente um dos principais sustentáculos da terapia por meio do cristal. Pessoalmente, atesto sua honestidade e sinceridade. Ela tem sido muito receptiva para com a realização dos testes e me tem encorajado a fazê-los, oferecendo total cooperação. Pude avaliar alguns de seus casos, e constatei que iam além de simples casualidade. Ela é também a única pessoa que conheço, nesse campo, que está trabalhando com 26 tipos diferentes de cristais coloridos, e não apenas com quartzo transparente.

Depois de dois anos e meio de ceticismo clínico e de um envolvimento não emocional com a pesquisa sobre cristais, fui desafiado por Brett que me disse: "Pois bem, quando é que você vai tentar por si mesmo?" Concordei. Escolhi um topázio azul e segui o procedimento dos 28 dias prescrito no seu livro. Devo declarar que, nos meses seguintes, aconteceram profundas mudanças em minha vida, e começou a crescer em mim o sentido do que se pode chamar de consciência cósmica. É claro que tudo isso é muito subjetivo, e eu não tinha nenhum meio de isolar essa variável de muitas outras variáveis da minha vida. Contudo, vou escolher um novo cristal e continuar minha experiência. Espero que você leia e siga os procedimentos que lhe foram traçados neste livro, pois só através da sua própria experiência você será capaz de julgar o valor da terapia por meio de cristais.

Ron Stadsklev, Diretor
Projeto Além dos Limites, 1911-1982
Universidade do Alabama
Alabama, U.S.A.

AS PEDRAS PRECIOSAS E OS PLANETAS

É importante compreender como a Força Vital do Universo nos afeta diretamente. Nos manuscritos religiosos mais antigos, os astrólogos se ocupavam do movimento de planetas que nem sequer eram visíveis. Pelo que sabemos, eles não dispunham de telescópios. Hoje, com toda a tecnologia, vemos que esses cálculos eram de uma precisão espantosa.

A astrologia ensina que os períodos de movimento dos planetas geram as estações e os ciclos na Terra. Além disso, a astrologia afirma que os planetas liberam ondas invisíveis de energia que afetam a Terra, desde o movimento das marés até a nossa personalidade.

Os planetas estavam numa determinada posição no Universo por ocasião do nosso nascimento. Nossos corpos recém-nascidos receberam raios, ondas e vibrações assim que começamos a respirar. Essa foi a nossa primeira aspiração da corrente cósmica. Nesse momento, recebemos uma impressão e um tipo de vibração muito particular.

As pedras preciosas e os minerais em estado mais evoluído são simplesmente receptores desses raios planetários específicos. Devido à composição matemática do Universo, a estrutura geométrica das pedras preciosas permite a passagem de certos raios ou ondas através delas, enquanto outros raios são absorvidos ou retidos no seu interior. Isso faz com que as moléculas das pedras vibrem numa intensidade controlada pelos raios de um planeta determinado.

Os cientistas da Antigüidade estabeleceram uma relação definida entre essas ondas de energia e as pedras preciosas. Naquele tempo, culturas tecnologicamente avançadas usavam essas pedras para transmitir e receber energia do espaço.

Os mitos da Atlântida persistem e, de fato, têm sido revividos em certos mistérios como o do Triângulo das Bermudas. Essa área, na costa Atlântica do sul dos Estados Unidos, tem apresentado estranhos distúrbios magnéticos. Um número espantoso de navios, de barcos e aviões tem desaparecido nessa região, sem deixar nenhum vestígio. Têm havido especulações quanto ao fato de a Atlântida ter conservado alguns aparelhos que ainda estão em operação, apesar de submersos. Os escritos originais de Platão afirmam que os atlantes dominavam a arte do uso de cristais para criar extraordinárias fontes de energia.

Muitos arqueólogos acreditam ser bastante lógica a suposição de que os atlantes migraram para o Egito e América do Sul, quando sua terra foi submersa por uma grande inundação. Ambas as civilizações deixaram para trás enormes pirâmides e calendários celestes de grande precisão datando de milhares de anos. De fato, a técnica de dirigir fluxos de energia através dos cristais pode estar ligada ao desaparecimento dessa civilização, o que explica o motivo pelo qual esse conhecimento tenha sido temporariamente ignorado por nós.

Há inúmeras razões para se acreditar que os cristais foram empregados como meio de armazenar energia para o transporte e o assentamento de gigantescos blocos de pedra na construção de monumentos antigos. Como exemplo, temos as pirâmides em alguns continentes, Stonehenge na Inglaterra e as esculturas da Ilha de Páscoa, para citar alguns. Nem os arqueólogos, nem os historiadores, nem os engenheiros conseguem determinar como as culturas primitivas poderiam, de outra maneira, ter construído essas estruturas. Na minha opinião, as culturas responsáveis por essas construções não eram primitivas!

Desde então, milhares de anos se passaram. A civilização retomou seu caminho. Hoje, quando os técnicos estão estudando maneiras de examinar fisicamente a nossa galáxia, médiuns e escritores sensitivos de todo o mundo recomeçam a captar informações acerca dos cristais e das pedras preciosas. Livros de todos os tipos estão sendo publicados. Profissionais ou leigos na área da mediunidade estão recebendo comunicações sobre os efeitos das pedras preciosas sobre a humanidade.

A cada século, ressurgem informações de que as pedras preciosas têm um efeito de cura sobre os corpos físico, mental e emocional dos seres humanos. Num ciclo previsível, essas informações foram redescobertas e usadas por médicos e curandeiros. Creio que, em todas as épocas, os médicos têm estado entre as pessoas mais intelectualmente evoluídas, assim como os eclesiásticos. Em certa época, ciência e religião se equipararam, concordando em que os cristais possuíam emanações invisíveis que afetavam os seres humanos de várias maneiras.

Acredito que seja muito significativo o fato de, em todas as épocas, não ser o ignorante nem o supersticioso inculto quem reavivou, redescobriu ou intuitivamente despertou na Consciência Universal a relação entre as pedras preciosas e a cura. Pelo contrário, parece que inteligências científicas e espirituais é que estão envolvidas no assunto.

Desde os primórdios da nossa história, encontramos evidências de amuletos e talismãs contendo as mais duradouras das formas minerais. A raça humana tem tido uma necessidade persistente, ditada por um conhecimento instintivo, que faz com que essas belíssimas pedras e objetos brilhantes, a que chamamos de cristais, representem algo intangível e poderoso.

Na Índia, a mais preciosa relíquia religiosa da sua história é o Naoratna, um colar especialmente desenhado, contendo nove pedras preciosas que correspondem aos planetas conhecidos naquela época, incluindo a Lua e o Sol.

Na história e na mitologia hebraica, segundo lemos no Antigo Testamento, há um relato detalhado no Livro do Êxodo sobre o peitoral confeccionado para o sumo sacerdote. Ele continha doze enormes pedras preciosas com a inscrição do nome das tribos de Israel.

Em cada uma das culturas avançadas aqui descritas eram atribuídos poderes específicos às pedras. Esse tipo de crença existe há, pelo menos, cinco mil anos, ou, provavelmente, há muito mais tempo.

O fato de os arqueólogos, antropólogos e psicólogos continuarem a estudar esses fenômenos torna claro que os cristais são uma ferramenta básica. Nós – *homo sapiens* –

entendemos instintivamente que, neste estágio da evolução, precisamos de instrumentos para nos ocupar das coisas da mente. Hoje, a ciência usa os cristais como ferramentas. O *laser* usa um cristal de rubi; computadores, rádios, relógios, telefones usam cristais de quartzo para seu funcionamento.

Não há dúvida de que os cristais minerais são aplicados cientificamente além do imaginável. O tema deste livro restringe-se, contudo, ao uso específico dos cristais preciosos e ao modo como as ondas de energia planetária são conduzidas e adaptadas às freqüências humanas.

Cada pedra preciosa contém elementos que refratam ou absorvem ondas de luz. Ondas de luz são vibrações que chegam de várias fontes até a Terra. Sabemos que o Sol é a nossa principal fonte de luz. Todos os outros planetas estão tão distantes que não é possível pensar que essas ondas de energia possam ser suficientemente fortes para alcançar a Terra com alguma intensidade. Embora as explorações espaciais tenham provado que os planetas transmitem impulsos, não conhecemos o poder científico da maioria deles.

A crosta terrestre é composta de mais de 2.000 minerais identificados. Com toda a probabilidade, alguns dos maiores planetas contêm determinados tipos desses mesmos minerais. Se a onda energética de um determinado planeta for recebida pela Terra, é possível que o mineral básico desse planeta, encontrado na Terra em forma de cristal, capte e transmita essa vibração. Se fôssemos influenciados física e psiquicamente por emissões planetárias, o fato de termos o cristal relacionado com esses planetas ampliaria o processo. Esta é uma explicação simplista de como as pedras preciosas podem ajudar no nosso dia-a-dia. É aqui que o leitor deve valer-se de seu conhecimento supraconsciente.

Há aproximadamente doze registros autênticos, começando com os sacerdotes-astrólogos hindus (10000 a.C.), que relacionam as pedras preciosas com os planetas. O registro mais recente, publicado nos Estados Unidos, foi idealizado pelos joalheiros, por razões estritamente comerciais, para vender jóias como "pedras zodiacais".

A cada signo zodiacal é designado um planeta regente. Cada pessoa recebe vibrações, por razões específicas, de um determinado planeta. Cada planeta também está transmitindo ondas através de uma pedra preciosa específica ou de grupos de pedras de cores semelhantes.

Quando os antigos registros foram feitos, eram sete os planetas conhecidos. Agora conhecemos dez, incluindo a Lua e o Sol. Desde que há doze signos no zodíaco e desde que cada signo tem um planeta correspondente que o rege, deve haver mais dois planetas destinados a entrar no campo da nossa galáxia, assim como o fizeram Urano, Plutão e Netuno nos últimos 200 anos. Os dois signos zodiacais que estão aguardando os novos regentes são Virgem e Libra. Por ora, eles compartilham a regência de Touro e Gêmeos.

O mapa que incluí no final deste trabalho é resultado de meditações por um período de mais de quatro anos com cada cristal separadamente. Em termos metafísicos, esse tipo de linguagem é chamado de "transmissão mediúnica" [*channeling*] ou, alguns vezes, de "escrita automática". Isso significa que uma pessoa com uma glândula pineal muito desenvolvida pode abri-la para receber informações relevantes sobre a Consciência Universal. Isso envolve disciplina e resignação para eliminar a barreira constante da "agitação mental" que interfere na recepção.

Muitos escritores, nos últimos dez anos, viram-se forçados a canalizar informações através dos cristais. Nem todas as informações que recebemos são idênticas. Na verdade, existem algumas contradições. No entanto, dentro dos limites de todas essas informações, o leitor será capaz de chegar ao que é verdadeiro.

No ensinamento esotérico, há sempre uma previsão do futuro captada na Terra com uma antecipação de cem a quinhentos anos. Escritos ocultos predizem que o novo regente de Virgem está bem próximo. Chama-se Vulcano.

O PLANETA OCULTO

"O Sol Esconde Outro Planeta"

> *"... A outra hipótese sustenta a possibilidade há muito reconhecida de que o Sol tem um pequeno e fiel companheiro, com uma massa por volta de 7% da massa solar. Essa estrela irmã existe na parte visível ou invisível (infravermelho) do espectro da luz."*
>
> *Science News*, vol. nº 125
> Maio de 1984

O nome do planeta invisível é Vulcano. Está previsto que irão ocorrer grandes mudanças com a descoberta desse planeta. Nos próximos anos, à medida que Vulcano estiver mais perto, iremos sentir suas ondas de energia.

A entrada de Plutão em nossa galáxia em 1930 foi precedida de 200 anos de lutas pelas liberdades individuais, em meio à opressão da monarquia e da igreja. A onda de energia de Plutão foi a causa da transformação da consciência alguns séculos antes de se tornar visível da Terra.

Em linguagem planetária, a descrição dos efeitos de Plutão sobre a humanidade referem-se a uma transição reorganizadora e inquietante, a forças secretas da natureza e à sensitividade oculta, à regeneração, à energia sexual e à transformação através da morte e do renascimento. Revendo a história dos últimos cinqüenta anos, podemos perceber claramente os efeitos das transmissões de Plutão sobre as nossas sociedades.

Há escritos antigos, conhecidos como mitos, que nos foram legados pelas duas mais inteligentes e avançadas civilizações da nossa era, a dos gregos e a dos romanos. Esses mitos contêm projetos místicos e esotéricos para o nosso futuro. As escrituras sagradas de todas as religiões do mundo também estão expressas nessa dupla linguagem da metáfora.

Se nos abrirmos para as ondas energéticas de Mercúrio, poderemos extrair a comunicação passada através da Ametista para os escritores desse campo do saber. A Ametista é a pedra usada pelas ondas de energia de Mercúrio para influir sobre o pensamento, sobre a lógica, sobre o aprendizado e a comunicação dos seres humanos. O uso de um cristal de Ametista enquanto se estuda aumenta a capacidade de compreensão.

Para se predizer o futuro, a glândula pineal deve estar num estágio evoluído. Os autores das mitologias e das escrituras eram, obviamente, iniciados e estavam em contato direto, através da glândula pineal, com o Conhecimento Universal. Eles escreviam por meio de símbolos e metáforas. As pessoas que não possuem essa consciência irão encarar essas histórias como pura imaginação; as pessoas abertas a essas percepções serão influenciadas e fascinadas pelas ondas energéticas de Mercúrio para explorar, analisar e descobrir os significados implícitos nesses escritos.

Os pontos por onde a pressão, a tensão e o calor são expelidos do interior da Terra são chamados de vulcões. Tendemos a julgar o fato de a Terra expelir fogo e lava como um ato destrutivo. Sentimos medo e admiração diante desse fenômeno. Se nos sintonizarmos com o significado metafórico de Vulcano, é perfeitamente possível encarar essas erupções casuais que ocorrem no mundo como o processo de um computador no interior da Terra.

Por exemplo, na órbita em torno do nosso Sol, a nave espacial Terra tende a se deslocar no seu eixo e oscilar levemente. Ela pode sair fora do seu curso, assim como fazem alguns dos satélites que lançamos ao espaço. Para corrigir sua posição, a Terra dispõe no seu interior de foguetes que são detonados com essa finalidade. O homem usou esse processo de correção em torpedos e naves espaciais.

Se tivermos sempre em mente que tudo o que inventamos pode ser encontrado em funcionamento em algum lugar da natureza, poderemos começar a compreender que os modelos para todas as invenções já fazem parte do cérebro humano.

A chegada de Vulcano em nossa órbita é precedida de fogo. Vulcano é a chama transformadora que freqüentemente acompanha as explosões violentas. A explosão rompe velhos padrões de conceitos cristalizados. O fogo purifica e transforma elementos extenuados em formas e vibrações totalmente diferentes. O fogo e a explosão produzem mudança. À primeira vista, parece tratar-se de acontecimentos desastrosos.

Para compreender a natureza de Vulcano, observe a mudança progressiva e revitalizadora que ocorreu em duas áreas explosivas da consciência humana sobre a Terra. Na Europa, a Alemanha; na Ásia, o Japão.

A influência de Vulcano sobre a nossa consciência tem sido ativa desde o começo deste século. O "sentimento de raça" alemão, assim como o japonês, ardeu, inflamou e explodiu numa nova e dinâmica contribuição para a família humana.

Qualquer fenômeno menos intenso que uma explosão atômica teria abalado as vibrações que estavam cristalizadas no espaço que circundava essas duas nações. Vulcano golpeou a Europa, especialmente a Alemanha, com sua grande bigorna para dar nova forma aos seus padrões arquetípicos. No Japão, a transformação pelo fogo queimou por completo, não só os padrões arquetípicos, mas também as manifestações mundanas. O fogo purificador da guerra liberou os mais magníficos talentos e intelectos de um povo brilhante.

Explosões, fogo e reconstrução dentro das nações racistas continuarão até que o sentimento primitivo de raça seja transformado numa consciência global. Vulcano está se aproximando. Essa influência será sentida à medida que for chegando o momento da sua descoberta.

Temos de aceitar as terríveis explosões e o fogo que serão necessários para nos sacudir, purificando esse estado de indiferença e de sono indolente. Isso ocorrerá como uma evolução simultânea tanto no nível pessoal, interno, como no nível global, político e galáctico. A "Nova Era", a "Era de Aquário", está chegando.

No plano pessoal, há certas almas que já optaram por ficar na escola da Terra e que continuarão por aqui por muitos anos ainda. Essas pessoas serão as mais afetadas pelas transmissões de Vulcano.

Todas as pessoas nascidas sob a constelação e signo de Virgem tiveram e terão transformada sua personalidade. Seu corpo físico pode não ser alterado, mas seus corpos emocional e mental serão liberados para reagir ao poder do fogo.

Vulcano, o poderoso deus do fogo, é o planeta que rege o signo feminino da virgem inocente. Virgem é um signo negativo, Vulcano, uma força positiva. O produto dessa combinação libertará o espírito criativo em todos os nascidos em Virgem. Dedicadas ao Serviço, ao Trabalho e à Saúde, essas pessoas sentirão revigoradas essas três mais importantes exigências para a reconstrução na Nova Era de Aquário. Considerem-se todos os Virginianos atuais e futuros como os canais que irão realizar os detalhes essenciais para a transformação e a evolução de nossos corpos, mentes e espíritos. Milhões de Virginianos em todo o mundo não estarão cientes do compromisso que firmaram consigo mesmos e com a evolução, mas os poucos que o perceberem irão se entregar totalmente à tarefa.

A pedra que está recebendo e conduzindo as transmissões de Vulcano é uma pedra de três cores, de aceitação um tanto quanto recente, a Turmalina. É um cristal raro da família hexagonal (trigonal).

Essa pedra é conhecida desde a Antigüidade na região do Mediterrâneo, e foi importada de Sri Lanka pelos holandeses por volta de 1700. Ela deixou de ser tão rara, depois da descoberta de grandes jazidas na África do Sul, no Brasil e nos Estados Unidos.

É ao sul da Califórnia que esse cristal está sendo apresentado à sociedade em geral. Essa magnífica área de lazer é o reduto natural das Turmalinas mais bonitas. Na pequena cidade de Fallbrook, situada a leste, entre Los Angeles e San Diego, há uma jazida particular e uma joalheria onde se comercializam jóias feitas com Turmalinas extraídas da mina de Pala, próxima à cidade.

Há, ainda, uma filial muito elegante dessa loja na pequena e sofisticada cidade costeira de La Jolla. Jóia em espanhol é "la joya". Sendo as pronúncias de La Jolla e *la joya* idênticas (la hoya), alguns acreditam que a intenção dos espanhóis era chamar a bonita enseada de "a jóia".

Não é por acaso que a ida de elegantes turistas, atraídos pela Turmalina, tornou famosa a cidade como "a Jóia". O clima físico, intelectual e espiritual dessa área corresponde à vibração trigonal da Turmalina. Ela já está agindo como condutora para o planeta Vulcano, ainda invisível aos nossos olhos.

As três cores comumente encontradas num cristal de Turmalina estão trazendo mensagens para o corpo, para a mente e para o espírito de muitas pessoas em todo o mundo. Vários nomes importantes da pesquisa científica têm vindo para a costa da Califórnia. Em nenhum outro lugar da Terra têm-se reunido tantos "estranhos" que se "conhecem" entre si. O movimento da saúde holística pode ser atribuído a médicos, dentistas, estudantes, quiropráticos e enfermeiros de todo o mundo que vieram à terra da Turmalina.

Alguns dos mais notáveis profissionais da psicologia humanista, Carl Rogers, Edward Schostrom e outros, encontraram no sul da Califórnia o "clima" apropriado para explorar holisticamente o coração, o espírito e a mente do homem.

A aproximação de Vulcano, o planeta regente de Virgem, colocará em prática as verdadeiras lições e desafios que os Virginianos escolheram; ou seja, estar sempre à disposição e trabalhar para o bem-estar da sociedade e do planeta Terra.

A mensagem de Vulcano será ampliada e conduzida pela vibração trigonal da Turmalina.

E o que se pode falar sobre o outro planeta esperado, o que se relaciona com Libra?

O cristal Peridoto, uma pedra de dupla refração de luz, conduz vibrações de dois planetas. A dupla mensagem recebida por todos os Librianos simplificará a explicação. Libra é o signo do julgamento. Os pictogramas usados para identificar Libra são os pratos da balança ou uma mulher segurando os pratos, da mesma forma que são usados no campo do direito para identificar a justiça cega e imparcial.

Todos os estudos de astrologia resolveram reunir antecipadamente Libra e Touro sob a regência do planeta Vênus. Parece lógico, pois Vênus é o planeta do amor e Libra é o signo da parceria e do casamento. Todos os Librianos são tidos como "influenciáveis". Vênus é o planeta da beleza, da arte e da estética; portanto, todos os Librianos são vistos como apreciadores da arte ou como artistas.

O Peridoto refrata o verde e o amarelo. A refração verde do Peridoto amplifica a onda de energia de Saturno. A refração da luz amarela conduz a onda de energia de Júpiter. A pessoa nascida com o Sol em Libra vive num constante estado de escolha e de indecisão. A mensagem de Saturno diz: "Espere, seja cauteloso, detenha-se, certifique-se." A mensagem de Júpiter diz: "Vá em frente, é maravilhoso, tudo é perfeito, você consegue o que quer."

Obviamente, isso tem criado um grande conflito interno e tem sido um peso para os nascidos em Libra ao longo da história. A luta, o esforço e a tensão promovem o amadurecimento; o problema é a indecisão. O desejo ardente de tomar decisões perfeitamente equilibradas é a disciplina que os Librianos escolheram para si mesmos antes de nascer.

Na roda da vida, todos os signos têm suas lições específicas. Todos nós escolhemos numerosas vidas sob vários signos, para experimentarmos cada faceta do crescimento e da evolução da alma. As mensagens vibratórias de Saturno e de Júpiter, afetando simultaneamente o julgamento do Libriano, são o supremo teste de força. Hamlet deve ter sido Libriano pelo fato de Shakespeare ter-lhe atribuído a frase: "Ser ou não ser; eis a questão."

Quando a Nova Era de Aquário entrar no ciclo, haverá alívio para todos os Librianos. Um outro planeta terá, finalmente, enviado sua luz através de milhões de quilômetros necessários para alcançar a Terra, e Libra terá um novo regente, o último signo a conseguir o seu próprio guia.

Isso é muito importante para nossa presente compreensão. Libra é o signo das associações e da cooperação; de pessoas influenciáveis, esteticamente desenvolvidas, criativas e judiciosas. Quando esse planeta próximo lançar seus raios sobre a Terra e o ciclo tiver sido completado, teremos uma outra Idade de Ouro. A humanidade terá alcançado um altíssimo estágio na sua evolução.

Quando as novas ondas energéticas tocarem a Terra, haverá uma pedra preciosa adequada para canalizar suas vibrações. Essa pedra já deve ser conhecida por nós, em algum lugar, pois o inevitável é sempre previsto com certa antecedência. Há pouquíssimas descobertas de novos minerais ou sistemas cristalinos. No futuro, quando o ciclo estiver completo, serão reveladas novas jazidas desse cristal.

AS PEDRAS PRECIOSAS E O NOSSO CORPO

As descrições seguintes são o resultado das relações fisiológicas e psicológicas do corpo. O conceito da interligação mente-corpo-espírito é baseado em séculos de estudo de que tomaram parte as inteligências mais avançadas do mundo.

Muitas dessas relações podem ser atribuídas a Sigmund Freud, a Carl Jung, a Phineus Quimby, a Mary Baker Eddy (fundadora da Ciência Cristã), a Charles e Myrtle Fillmore (fundadores da Unidade) e Max Heindel (fundador da Sociedade Rosa-cruz). Normalmente, a comunidade médica e científica contribui com os aspectos fisiológicos.

Em meu próximo livro, *Crystal Healing Secrets*, eu afirmo que o Universo está organizado de modo a ajudar, de todas as maneiras possíveis, a evolução humana, física, mental e espiritualmente. Os raios de energia que emanam dos planetas da nossa galáxia, e os de origem desconhecida, afetam os minerais, os cristais, as pedras preciosas e as rochas terrestres. O corpo humano é constituído desses mesmos componentes. Os raios têm efeito sobre o crescimento e a saúde. Seu movimento natural é para a frente e para o alto.

Há certas Leis Universais que estão constantemente em atividade, independentemente do fato de as conhecermos ou não, de acreditarmos nelas ou não. Certos raios cósmicos têm efeitos sobre as formas de vida animal, vegetal e humana. Descreverei como esses raios afetam o conjunto mente-corpo-espírito. Muitas dessas descrições já são cientificamente aceitas, ao passo que outras ainda estão sendo observadas pela comunidade científica. Algumas sugestões intuitivas foram passadas à pesquisa científica por pessoas evoluídas que já "conhecem" o que a ciência ainda tem de "descobrir".

Não há provas para algumas dessas descrições. A única maneira de usar esse estudo é aceitando que Todos é mais do que ele ou ela sabe, conscientemente, acerca de si mesmo.

Acredita-se que haja pelo menos doze, possivelmente mais, centros de força no corpo humano. Essas são as áreas para onde os raios cósmicos podem ser dirigidos por meio da atividade cerebral ou mental. Dessas áreas, três parecem ser mais poderosas. Elas têm sido descritas, desde os tempos mais antigos, como tendo um poder de pensamento especial e independente:

A. A *glândula pineal* está localizada na parte anterior do cérebro, e é conhecida na filosofia oriental como a "Terceira Visão"; intuição ou conhecimento sem prova material; visão do futuro.

B. O *coração* toma suas próprias decisões e escolhe independentemente da mente; o "âmago da questão", o "coração da verdade", "sinto do fundo do coração".

C. O *plexo solar* também possui uma mente instintiva que julga pessoas e situações com as quais nos deparamos; "tenho um sentimento visceral", "meu instinto me diz".

Em todas as meditações que proponho, em geral me refiro a esses três centros de força, na certeza de que um acesso simples e direto trará resultados mais rápidos.

A glândula pineal é a nossa ligação com a mente criativa de Deus. Essa glândula assemelha-se a um pequeno órgão masculino. Seu tamanho é determinado pelo estágio mental-espiritual da pessoa. Descobriu-se, através de autópsia, que a glândula pineal é pouco desenvolvida em pessoas mentalmente retardadas.

A glândula está localizada na pirâmide da medula-pineal-pituitária. A maioria dos efeitos ativos da medula e da glândula pituitária são conhecidos, mas os cientistas ainda estão investigando a glândula pineal. Entre os mestres e estudantes esotéricos aceita-se que a glândula pineal é o "supraconsciente", o receptor de todo o conhecimento cósmico. É a entrada do nosso computador, por onde os raios cósmicos diretamente alimentam as informações. Ela representa toda intuição, inspiração, clarividência e recepção inexplicável de poderes sobrenaturais.

O coração contém o espírito ou alma. No ensinamento da filosofia rosa-cruz, por Max Heindel, a verdadeira centelha lançada no universo físico pelo Criador, em forma de alma, é um átomo chamado "átomo-semente". Esse átomo reside no ventrículo direito do coração. Quando ele é ativado, no instante do nascimento de uma criança, a alma ou espírito entra novamente na forma física.

Em cada encarnação, se o corpo físico for masculino ou feminino, o átomo-semente do coração é a mesma alma original. É o espírito experimentando a evolução de volta à Fonte. O coração, portanto, armazena a memória de cada encarnação nesse átomo-semente. Toda a experiência de causa e efeito de milhares de vidas é gravada nesse átomo. Ele é o circuito de memória do computador original.

É bem sabido que a morte real não ocorre até que o espírito deixe o corpo, até que o cordão de prata, invisível, que liga o espírito ao corpo por meio do átomo-semente, seja desconectado.

Não é necessário examinar as funções fisiológicas do coração. Sabemos que esse órgão controla a vida e a morte, mantendo a circulação do sangue.

O plexo solar representa o Poder Divino expresso através da atividade do corpo. Ele foi descrito como o "cérebro abdominal". Também chamado de plexo celíaco, é um conjunto entrelaçado de nervos simpáticos e parassimpáticos, situados atrás do estômago, abaixo do diafragma. Dele dependem o bem-estar da vida física, as funções das glândulas e órgãos digestivos, a assimilação e eliminação dos alimentos e o aparelho genital. Relaciona-se diretamente com a parte mais baixa do cérebro, chamada medula, que liga todas as diferentes estruturas do cérebro com a espinha dorsal. O plexo solar sobrevive na forma física (Corpo Vital).

Certos cristais terrestres contêm importantes características refratárias à luz. Eles podem ser moldados em bem definidos desenhos geométricos. Se esses cristais forem colocados sobre os três centros de força do corpo durante a meditação, a transformação será mais rápida.

AS PEDRAS PRECIOSAS E OS ADORNOS PESSOAIS

Por que você acha que nossos ancestrais já usavam braceletes, colares e outros tipos de adornos pessoais?

Você pode imaginar a mulher de Neandertal reunindo num colar os primeiros pedaços de osso, madeira e semente? O que a levava a fazer isso? Será que seu instinto primitivo era tão desenvolvido, a ponto de ela conhecer as vibrações dos espíritos da Natureza, cuja tarefa é habitar e dirigir toda a Natureza? Talvez houvesse em sua criatividade infantil um conhecimento subconsciente, uma compreensão do Reino Vegetal.

À medida que a curiosidade foi levando o homem a fazer experiências, ele acabou por encontrar uma utilidade para as peles dos animais de que se alimentava. Assim, começaram a usar colares, braceletes e tiras de couro que continham vibrações da força vital dos animais. Pedras e alguns fragmentos de rocha começaram a aparecer nas suas criações. A descoberta dos metais provocou um salto na confecção dos adornos.

O fato mais notável e emocionante, em se tratando de adornos pessoais, não é o progresso da humanidade no sentido de ter aprendido a fazer as coisas, mas o oposto. O *homo sapiens* sabia que, ao manter esses espíritos junto ao seu corpo, a vibração do ornamento aumentaria sua capacidade de aprender e de fazer coisas.

O homem primitivo estava em comunicação direta com as forças cósmicas que invadem, penetram e envolvem a Terra. Sua inspiração vinha-lhe diretamente da supraconsciência Universal. Poderia ele ter sobrevivido de outra maneira? Nossa mente e nosso corpo chegaram a este estágio de evolução por compreender os espíritos da Natureza e trabalhar com eles.

O surgimento de ouro, prata, bronze (cobre e estanho) e latão (cobre e zinco) no uso do adorno corporal correspondeu a um progresso decisivo da mente tecnicista de nossos antepassados. Muitos historiadores afirmam que o desenvolvimento do cérebro precedeu a fusão do minério. Esta argumentação alega que as vibrações recebidas dos metais aumentaram os conhecimentos dos seus usuários através dos próprios conhecimentos.

Matéria inerte? Não; nada é sem vida, tudo é vibração. Isso é causado por uma fórmula geométrica dos cristais, cujas moléculas se encontram numa configuração específica e se movem numa determinada velocidade.

Por exemplo, o ouro vibra numa intensidade constante. Ele cresce na Terra em forma de cristal. Dentro do cristal há uma dimensão geométrica imutável. Essa vibração é uma mensagem. O ouro fala com o nosso intelecto por meio de nossos sensores de pele. Dá-se o mesmo com todos os metais e cristais.

Na época em que nossos ancestrais estavam começando a usar pedras preciosas no pescoço e nos braços, houve outro avanço notável no emprego da tecnologia. Pelo que foi descoberto em túmulos antigos, observa-se o uso de cristais, de pedras e de metais como enfeites da garganta e do peito. Naturalmente, isso é encontrado nas civilizações mais avançadas da época. Cronologicamente, as provas correspondem a descobertas feitas no Egito, na China, na América do Sul e, num grau menor, entre os índios norte-americanos.

Pedras preciosas e metais não são preciosos unicamente devido ao seu preço. Eles são caros por serem cobiçados e são cobiçados porque contêm mensagens nas suas vibrações, como um código, que vão de encontro às vibrações do nosso próprio corpo. Quanto mais intelectualmente evoluído for o ser humano, tanto mais evoluído será o seu cristal. A grande Lei Espiritual da Atração diz que nós atraímos aquilo que somos.

Os locais do corpo em que se usam adornos mudaram muito nos últimos 200 anos, em conformidade com as mudanças na consciência necessárias para a Era de Aquário.

Os grandes governantes da história antiga, incluindo os pertencentes às tribos primitivas, usaram primeiramente a cabeça como local de enfeite. Podemos observar esse hábito desde os adereços com cabeças de animais, na pré-história, passando pelas coroas de madeira entalhada e de palha, na África, até os enfeites dourados dos faraós do Egito, para chegar à coroa incrustada de jóias usada pela rainha da Inglaterra nos dias de hoje.

Até este século, as mulheres usavam tiaras (pequenas coroas). Ainda hoje elas usam brincos. Isso tem sido necessário, de forma que as mensagens vibratórias, importantes para a evolução das mulheres, possam estar próximas do cérebro. É evidente que essa prática tem mudado as mulheres.

Nas sociedades primitivas de hoje, o mais sábio e mais respeitado homem da tribo ainda usa coroa e brincos. Ele está reagindo aos espíritos da Natureza presentes no couro, no osso e na madeira, que o colocam à frente de seus contemporâneos.

Hoje, há três áreas básicas no corpo do homem e da mulher que são instintivamente enfeitadas com ouro, prata e pedras preciosas. A garganta que, no conhecimento ocultista, é o Centro de Força da comunicação, é a região de maior preferência, como vem ocorrendo nos últimos 5.000 anos. Como conseqüência, a comunicação atingiu o espaço interplanetário.

O ressurgimento recente da popularidade das correntes de ouro fez com que se tornasse comum, na sociedade ocidental, o uso de adornos como gargantilhas e colares pelos homens. Visto que o ouro é um metal masculino, e as mulheres estão usando essas correntes na mesma região, nota-se claramente a necessidade de ambos em desenvolver o entendimento do verdadeiro princípio masculino.

O que faz do ouro um metal masculino? Nos escritos ocultistas, a cor desse metal corresponde ao Sol, que é a força vital masculina, yang. A cor da prata corresponde à Lua suave, acalentadora, intuitiva e emotiva, que é a força espiritual feminina, yin.

A segunda parte do corpo que hoje se costuma adornar com mais freqüência é o chakra do coração. Os homens usam alfinetes de lapela na área do coração, indicando que pertencem a clubes. As mulheres usam broches, alfinetes e longos colares nessa mesma região. Os homens carregam canetas de prata ou de ouro no bolso, junto do peito. Algumas vezes, óculos ou relógios de bolso.

A terceira área do corpo é o pulso esquerdo. No conhecimento esotérico dessa região, sabe-se que a mão que recebe é a esquerda e a mão que dá, a direita. Usando-se ouro, prata ou pedra preciosa no pulso esquerdo, as mensagens vibratórias são transportadas através da artéria do pulso, diretamente para o coração.

Você é capaz de observar algo de significativo em nossa evolução espiritual através da troca de áreas de influência, da cabeça até a garganta e desta até o coração?

A Era de Peixes, iniciada com o nascimento de Jesus de Nazaré, foi um período de grande evolução mental para a humanidade. A mente rege o corpo físico. Como o corpo se aperfeiçoou, aumentou o tempo de vida. A Era de Peixes foi um período de desenvolvimento individual e interior. Os governos do mundo têm mudado de monarquias e ditaduras para democracias e repúblicas. Há ainda várias nações à parte que não aderiram a essas mudanças, mas podemos notar que até mesmo os maiores países estão adotando o capitalismo e a liberdade.

O fato de pessoas comuns usarem pedras e metais preciosos tem revolucionado o mundo ocidental. Nos países onde esse fato não ocorreu, o progresso foi retardado tanto física (liberdade de locomoção) como espiritualmente (liberdade de culto ou de conhecer a religião).

Ao enfatizar a garganta em vez da cabeça, do coração e da mão que recebe, estamos abrindo essas áreas sensoriais para que recebam a nova mensagem da Era de Aquário. Essa mensagem é de cooperação, de entendimento e de participação entre as nações, os planetas e as galáxias.

A pele tem olhos, ouvidos e outros tipos de percepção sensorial que foram muito pouco estudados. Isso pode ser confirmado pelos cegos. Eles são forçados a desenvolver e confiar nos seus sentidos não-visuais. A vibração de certos cristais metálicos (todas as pedras preciosas contêm substâncias minerais metálicas de alguma espécie), junto ou próxima à pele, realmente faz diferença no equilíbrio químico do cérebro e do corpo.

Tradicionalmente, a aliança tem sido usada na mão esquerda, a mão que recebe. O relógio de pulso sempre foi usado no braço esquerdo das pessoas destras. Pelo fato de a energia masculina ativa ter sido forçada a estimular avanços rápidos, o metal mais freqüentemente usado é o ouro. A vibração do ouro se desloca para a frente de modo agressivo, com energia e determinação. O ouro colocou o povo ocidental em grande vantagem e elevou, em sua maior parte, a humanidade ao abolir o sistema de classes.

Os receptores da garganta têm feito comunicadores, mesmo entre os habitantes mais primitivos da África. As línguas do mundo ocidental tornaram-se línguas universais.

A DESCOBERTA DE RAIOS DE ALTA ENERGIA VINDOS DO ESPAÇO

"Num abrigo subterrâneo de Minnesota, cientistas estão observando raios cósmicos que se movem na atmosfera, com uma potência de 1.017 volts de energia – 200 mil vezes mais energia do que já se produziu em laboratório e muito maior do que os níveis de energia de muitos raios cósmicos.

Os raios cósmicos de alta energia foram detectados por pesquisadores que estavam fazendo experiências num laboratório localizado a 650 metros de profundidade, embaixo de rochas sólidas. Os raios recém-descobertos descem por um caminho reto, através da crosta terrestre.

Marvin Marshak, físico da Universidade de Minnesota, membro da equipe de pesquisa, disse à Revista GEO que "ele e seus colegas não sabem de onde os raios cósmicos se originam, tampouco o que os produz".

GEO Magazine, vol. n.º 5
Setembro – 1983

A GEOMETRIA CÓSMICA DAS PEDRAS PRECIOSAS

Cientificamente, todas as coisas do Universo trazem em si o positivo e o negativo. A vibração da geometria de um cristal tem uma influência positiva que preenche os espaços em que somos faltos dela. Por analogia, ela detecta nossas vibrações negativas. O conhecimento da negatividade no cristal pode corrigir nossas vibrações negativas.

Por exemplo, quando sentimos falta de um pensamento puro, a Ametista pode vibrar na nossa freqüência e preencher o espaço. Onde ela encontra certa inflexibilidade de pensamento, pode suavizar essa "rigidez mental", fazendo com que sejamos mais compassivos, mais compreensivos, menos críticos e, finalmente, mais amorosos. Nós pensamos que amamos quando, na realidade, queremos formar, moldar ou controlar. O verdadeiro amor consiste em jamais esperar alguma coisa do outro. O encorajamento que damos aos outros para produzirem seus próprios frutos é puro zelo; portanto, puro amor. Essa é a vibração da Ametista.

Os segredos da luz e da energia da luz fria invisível (fotoluminescência) estão engenhosamente guardados dentro da Ametista. O cristal de Quartzo já está sendo usado na produção de energia. A Ametista é um Quartzo – mas, depois de milhares de anos de estudos, os cientistas ainda são incapazes de identificar o verdadeiro elemento que produz cor na Ametista. O fato de estarmos usando luz fria em lâmpadas de luz fluorescente significa que estamos a um passo de novas descobertas. A Ametista tem sido muito apreciada por todas as civilizações, mas, devido a sua abundância, ela nunca alcançou o mesmo valor de outras pedras transparentes. O dia da Ametista está chegando.

A triboluminescência, que é a luz obtida por atrito ou abrasão, está presente no Quartzo. A concentração de eléctrons é o bastante para fazer com que eles saltem através de espaços vazios, gerando luz. Há um ângulo crítico dentro da Ametista, onde a luz sofre total refração interna. É nesse ângulo que a nova energia será descoberta.

Sabe-se, de longa data, que o Quartzo é um condutor. A bola de cristal, como condutora de formas de pensamento, tem sido usada há séculos. Em breve, a misteriosa cor da Ametista revelará seus segredos para os cientistas, e a espantosa energia do nosso futuro terá nascido. A Ametista terá, então, o verdadeiro valor que nossos instintos previram.

Tudo o que diz respeito ao nosso passado, presente e futuro se encontra na inviolável geometria das pedras preciosas.

As mais antigas fórmulas referentes às pedras preciosas nos foram preservadas nos escritos sumerianos da civilização babilônica. Os cristãos, em 355 d.C., muito fizeram para desencorajar a crença nos vários poderes das pedras. O Concílio de Laodicéia ordenou que os homens ligados à igreja abandonassem o uso da astrologia e de amuletos (pedras preciosas)

O propósito era desestimular superstições “pagãs”. Quem quer que fosse encontrado usando-os seria expulso da igreja.

Na tradição judaica do Talmude (cerca de 400 a 500 d.C.), acreditava-se que as pedras ou amuletos possuíam maiores poderes quando não eram vistos. Eles eram quase sempre envolvidos em linho ou escondidos dentro de cajados.

Está escrito em diversas obras antigas do século XII e XIII que o clero decidiu que era necessário purificar as pedras de qualquer mancha do pecado e restaurar seus reais valores ancestrais, por meio de um ritual de santificação. As jóias deveriam ser envoltas num pano de linho puro e colocadas sobre o altar. O sacerdote, em suas vestes sagradas, deveria dizer esta prece:

> “Que o Senhor esteja conosco e com nosso espírito. Tendo Deus ordenado a Moisés, Seu servo, que colocasse entre as vestes sagradas doze pedras preciosas, concede Tu a bênção e a santificação dessas pedras pela encarnação de Teu nome. Abençoa as propriedades de virtudes que a elas deste, cada qual conforme a sua espécie, de modo que aquele que delas fizer uso possa sentir a presença de seu poder e seja digno de receber tal proteção. Graças a Deus.”

Somos criaturas perfeitas. O extraordinário mecanismo do nosso corpo físico é tão maravilhoso que nunca fomos capazes de construir qualquer outra máquina tão complexa ou resilente, de maneira tão segura. Nosso cérebro é tão espantoso que mesmo as grandes inteligências do mundo não foram capazes de construir um computador que possa se aproximar dos complicados processos de raciocínio que produzimos a cada instante. O espírito e a capacidade do homem para sentimentos de cooperação, amor e simpatia são reconhecidos como totalmente superiores aos de qualquer outro ser vivo na Terra.

Podemos acreditar, sem sombra de dúvida, que somos a melhor coisa que nossos Criadores já fizeram. Nosso Deus Pai/Mãe Divino nos fez da mesma forma que nossos pais terrestres nos fizeram – a partir de Si próprios. Possuímos a inteligência e a imaginação de nossos Pais Universais do Céu.

Existe algum sentido em vivermos num plano terreno que tende a nos fazer esquecer o aspecto Divino do nosso ser. Não somos bons uns para com os outros. Elaboramos leis morais para nos governar; somos críticos e dizemos a nós mesmos que somos maus.

Durante séculos nos reunimos em templos e igrejas, em todo o mundo, para confessar que somos maus e implorar coletivamente ao nosso Deus Pai/Mãe que nos torne bons e perfeitos novamente. Estamos sempre dizendo: "Alimentai-nos, vesti-nos, protegei-nos em nossas lutas, enquanto matamos alguns de vossos filhos."

Adoecemos com maus pensamentos. Quando algum de nós morre muito jovem, culpamos nosso Deus Pai/Mãe, dizendo: "Como Deus pode ser tão cruel a ponto de levar alguém tão bom." A cada ano que vivemos, parecemos mais convencidos de que não somos perfeitos, de que não somos amados nem preparados para viver bem.

Qual é a razão de negarmos a nossa perfeição, a nossa capacidade, nossos Pais Celestiais e nossos irmãos e irmãs como nossa família? Por que *insistimos* em nos sentir isolados, sozinhos, órfãos no Universo?

São mentiras que alguém nos contou. Aprendemos a ter medo. O medo não foi transmitido pelos nossos Pais Celestiais. Nossos pais terrenos, avós e bisavós nos ensinaram de modo irrefletido e errado que somos estranhos, que estamos sós e que temos medo.

As crianças acreditam em seus pais terrenos. De certa forma, nós só temos falado através da articulação de palavras, desde que chegamos a este plano terreno, e negligenciamos nossa capacidade de nos comunicar com nossos Pais Celestiais e conosco próprios por meio de telepatia. As palavras têm se postado em nosso caminho.

Aqueles que estão encontrando o trajeto de volta para o Tao/Mãe/Pai Celestial, recebendo suas palavras confortadoras de amor e de estímulo, sabem que isso deve ser feito em silêncio, ouvindo. A conversa telepática pode ocorrer em qualquer lugar e a qualquer hora, mas nos esquecemos de como permanecer em silêncio e ouvir.

Que prodígios e milagres são precisos para nos convencer de que somos filhos maravilhosos? Nossos corpos são perfeitos, nossas mentes são perfeitas, nosso espírito é perfeito. Temos Pais Celestiais perfeitos, que nos amam ternamente. Amemo-nos uns aos outros e a nós mesmos.

Um dos subsídios que nos foram dados para nos ajudar a manter contatos com os Pais Universais são os cristais elementares. Assim como a eletricidade, sua fórmula sempre existiu.

A descoberta das muitas aplicações dos fenômenos da natureza tem acontecido numa certa ordem. Cada invenção e teoria aplicáveis têm sido resultado de nossas mentes ativas, numa procura constante. O prêmio de Benjamin Franklin foi descobrir a eletricidade. Cem anos mais tarde, Thomas Edison descobriu os ovos de ouro das lâmpadas incandescentes. Ambos estavam apenas reagindo a uma curiosidade incontrolável e a um desejo ardente de criar para encontrar os prêmios escondidos, colocados ao nosso redor por nosso Pai/Mãe Celestial.

AS PEDRAS PRECIOSAS E A RELIGIÃO

"Ó tu, aflita, batida de tempestades e inconsolada. Olha! eu deitarei tuas pedras de cores claras e assentarei teus alicerces com Safira. Farei tuas janelas de Ágata e teus portões de Carbúnculo, e nos arredores colocarei pedras preciosas."

Isaías 54:11-12

A obra mais antiga sobre pedras preciosas e seus poderes miraculosos consta do mais famoso dos manuscritos, o Velho Testamento da Bíblia.

O Êxodo (28:15-30) descreve um peitoral usado durante as cerimônias religiosas por Aarão, o primeiro sumo sacerdote de Israel. Está descrito como contendo doze enormes pedras, dispostas em linhas horizontais de três pedras e quatro colunas verticais de quatro pedras. Em cada uma estava inscrito o nome de uma das doze tribos de Israel. Cada qual continha poderes misteriosos, que podiam ser usados pelos sacerdotes em assuntos de profecia envolvendo lei, religião, guerra e cura.

Em 1833, um historiador bíblico moderno observou que, provavelmente, depois da tomada de Jerusalém pelo imperador romano Tito, em 70 d.C., os tesouros do templo foram levados para Roma, sendo depositados no Templo de Concórdia. Durante o saque de Roma pelos vândalos, em 455 d.C., o peitoral pode ter sido escondido com outras preciosidades.

Um historiador que viveu na época em que os vândalos triunfaram na Pérsia afirmou que os "Vasos dos Judeus" foram transportados pelas ruas de Constantinopla em 534 d.C. Embora os pesquisadores tenham tentado descobrir o paradeiro das jóias, imagina-se que elas ainda possam estar enterradas em alguma câmara de tesouros desconhecida, num dos velhos capitólios persas.

Os nomes das pedras, como as conhecemos hoje, são diferentes. Contudo, acredita-se que a primeira pedra do peitoral deva ter sido um Rubi. *Os Lapidários Franceses* afirmam que o Rubi era a "pedra das pedras", e que Deus ordenou que ela fosse colocada no pescoço de Aarão.

Na tradição hebraica, a descrição do peitoral era vista com alto apreço pelos judeus daquela época.

Milhares de anos mais tarde, depois da crucificação de Cristo, São João, o apóstolo, descreveu, no Livro do Apocalipse (21:9-21) o sonho que teve de uma "Nova Jerusalém" e como esta surgiria no futuro. "E as bases das muralhas da cidade eram decoradas com toda sorte de pedras preciosas", escreveu.

Cada pedra representava uma qualidade de vida. Não sabemos ao certo qual era a simbologia de João, mas, nos escritos posteriores dos rabinos, por exemplo, o Olho-de-Tigre designava justiça, a Safira, a luz da esperança celestial, e o Jaspe, a verdade da fé.

A cidade do futuro foi descrita por S. João como vinda do céu, tendo doze portões de entrada. Cada portão era feito de uma só Pérola. Desse escrito, advém a expressão "os portões de pérola do céu".

Em 786 d.C., Rabanus Maurus, arcebispo de Mainz, traduziu as passagens do Apocalipse de modo que cada pedra correspondia a cada um dos doze apóstolos. Na sua interpretação, o Olho-de-Tigre era o símbolo de São Tiago, conhecido pela sua natureza generosa. A pedra representava a caridade interior de Tiago. A obra do arcebispo também atribuía ao Crisópraso o testemunho dos santos mártires e sua recompensa.

Escrevendo na última metade do século X, Andreas, bispo de Cesaréia, pesquisou o Livro do Apocalipse. Sua lista de pedras preciosas relacionadas com os apóstolos, proveniente das visões de S. João, incluía a Ametista. Esta era descrita como o décimo segundo alicerce da cidade, e estava designada a representar o apóstolo Matias, escolhido para substituir Judas.

A ordem na qual a fundação da Nova Jerusalém foi delineada também determinava a maneira pela qual as pedras foram atribuídas aos meses do ano. O lugar que os apóstolos ocupavam também influenciou essa disposição.

Contudo, muitos teólogos opunham-se a essa metodologia. Eles achavam que somente o Cristo deveria ser reconhecido como a Base de Sua igreja. Conseqüentemente, o simbolismo das pedras destinava-se somente ao Cristo.

As religiões hindu e budista contêm muitos escritos antigos que se assemelham, no tom e no assunto, ao Velho Testamento hebreu. É de especial interesse a especulação sobre suas origens. Estudos contínuos sobre essas traduções, usando vestígios arqueológicos recentemente descobertos, estão elucidando os estudiosos de hoje.

Os Puranas hindus descrevem uma esplêndida cidade de jóias chamada Dwaraka, decorada com Pérolas e outras pedras preciosas, onde o Senhor Krishna recebia seus visitantes. A gloriosa cidade real budista de Kusavati, descrita em *Mah Sudassava Scittareta*, equipara-se ao Livro do Apocalipse cristão ao descrever os portões de Jade e as muralhas de Coral.

Em todas as religiões encontradas na Terra, as jóias são mencionadas como sendo significativas para os mistérios esotéricos. Há referências às pedras preciosas no Talmude babilônico, bem antes do Gênesis. No Alcorão maometano, as pedras são descritas nos ritos espirituais. Os antigos egípcios, que tinham uma vida mental muito avançada, usavam as pedras como parte integrante dos ritos espirituais e medicinais.

Depois que um antigo texto hebraico, *O Livro de Raziel*, recebeu uma interpretação greco-romana, o mito e a lenda se confundiram. *The Book of Wings*, como ele foi chamado, descrevia os propósitos mágicos das gravações nas pedras preciosas.

Tanto pagãos como cristãos gravavam, nos cristais preciosos, os símbolos do zodíaco, da doutrina cristã e de figuras políticas. Um Topázio com a figura de um falcão garantiria ao seu dono boas relações com as pessoas do poder e com advogados. O Olho-de-Tigre, com a figura de um homem com o braço direito levantado, garantiria a justiça. O Sol entalhado numa Malaquita seria usado como proteção contra feitiços. Quem usasse uma Granada estaria protegido de todos os perigos de uma viagem, se a pedra tivesse a figura de um leão.

A Ametista com a figura de um urso evitaria que seu portador ficasse embriagado. Acredita-se que a origem desse mito reside no fato de a Ametista ser da cor do vinho. Isso também pode ter relação com a história de Cristo que, na festa de casamento em Caná, transformou água em vinho. Se despejada numa vasilha de pedra vermelha, ou de barro, a água adquire a cor do vinho, mas não provoca embriaguez.

Sempre existiram talismãs e amuletos. Arqueólogos, antropólogos e psicólogos, estudando esses fenômenos encararam seu uso como instrumentos. Instintivamente, guardamos os minerais e as pedras preciosas como talismãs. Embora sejamos evoluídos e inteligentes, nosso instinto básico de estar em sintonia com o planeta leva-nos a manter estreito contato com as pedras preciosas.

Os cristãos em 355 d.C. desestimularam as muitas crenças nos poderes das pedras. O Concílio de Laodicéia ordenou que as pessoas ligadas à Igreja deveriam abandonar por completo o uso da astrologia e dos amuletos. O propósito era dissuadir as superstições "pagãs". Quem não cumpria a ordem era expulso da Igreja.

No entanto, o clero continuou usando as pedras preciosas através da história. No século XII, a Safira era a pedra mais usada nos anéis dos eclesiásticos. Tida como sagrada, a Safira era reverenciada por proporcionar a quem a usasse maior capacidade para ouvir e compreender os mistérios mais obscuros.

Ainda hoje, na Igreja Católica Romana, o cardeal recém-ordenado recebe um barrete vermelho e um anel de Safira, que lhe são conferidos pelo Papa. No Velho Testamento, aparecem inúmeras referências à cor celeste da Safira, considerada a "mais azul das azuis". A natureza sacra da pedra era inquestionável, visto que a lei dada a Moisés estava gravada nas tábuas sagradas, em Safira. De acordo com as escrituras, quando Moisés e os anciãos estavam venerando o "Deus de Israel", viram sob Seus pés uma calçada feita com pedras de Safira.

As Esmeraldas freqüentemente são citadas nas mais antigas lendas rabínicas dos hebreus. Diz-se que o Criador deu quatro pedras preciosas ao rei Salomão, cada uma representando um dos quatro pontos cardeais. Consta que a Esmeralda estimula a inteligência e motiva a honestidade.

Em Gênova, durante o século XVI, acreditava-se que uma relíquia religiosa feita de Esmeralda deveria ser preservada. O "Cálice Sagrado", como era denominado, era uma taça ou vasilha, que a tradição diz ter sido usado por Jesus na Última Ceia. Consta que a Igreja, passando por terríveis dificuldades financeiras, entregou o cálice a um rico judeu, sob penhora. Este fez várias cópias em vidro, e as penhorou junto a outros ricos banqueiros, garantindo-lhes que a Igreja retomaria a peça, pagando-a com juros. Tanto o cálice original como o rico judeu de Metz desapareceram.

Ainda no Velho Testamento há relatos sobre uma pedra, na tenda de Abraão, que emitia luz. Diz-se que Noé usava uma pedra na Arca para iluminar seu caminho. Há muitas lendas acerca da luminosidade de certas pedras preciosas, que nos levam a crer que as lendas são baseadas em fatos. Deve ter havido uma época em que as pedras preciosas conhecidas hoje eram utilizadas de maneira diferente, talvez em conjunto umas com as outras, produzindo iluminação.

No século XIV, houve muitos manuscritos religiosos referentes às pedras preciosas, embora a Igreja Católica tivesse, bem antes, proibido que seus seguidores as usassem. Durante a Idade Média, esta triste época da história, a Igreja decretou que o povo deveria levar todas as suas jóias para o altar, a fim de serem purificadas e abençoadas. Uma missa especial foi escrita para livrá-las das maldições. As pedras nunca mais foram devolvidas aos seus donos e o Vaticano tornou-se um dos Estados mais ricos do mundo. O conhecimento das pedras e o seu uso pessoal foram condenados e ocultados do povo.

Os italianos, todavia, estavam muito interessados no estudo das pedras preciosas e, em 1531, Marbodus publicou uma obra alegando, entre outras coisas, que o Diamante possuía o poder de evitar quaisquer "espectros noturnos" (pesadelos). Era também a única pedra que repelia Satanás tanto de dia como de noite, dizia ele.

As pedras continuaram a ser usadas com o passar dos séculos. As fórmulas mágicas mais antigas, que ainda podemos interpretar, pertencem à civilização sumeriana da Babilônia. Um de seus textos cita a Divindade Solar como sendo a Única que poderia dizer se uma pedra preciosa deveria ser abençoada ou amaldiçoada.

Para os chineses, o Jade era a jóia do céu. Confúcio disse: "Através dos tempos, os sábios têm comparado a virtude humana com o Jade." No mundo muçulmano, há uma seita ortodoxa conhecida por Pekdah, em que todos, do nascimento à morte, carregam um pedaço de Jade para atribuir valor ao seu relacionamento com Deus. Os persas davam tanto crédito à Turquesa que, por exemplo, chegaram a classificá-la como estando ao lado da amizade e do Alcorão como as três coisas mais importantes para tornar a vida feliz.

Neste século, um dos terapeutas mais respeitados do mundo ocidental, o Dr. Carl Jung, estava convencido de que todos os mitos, contos e lendas têm suas raízes na verdade. Sua vida dedicada ao estudo do cérebro humano, da mente e do espírito acabou por convencê-lo de que a mente rege o corpo.

Emmanuel Swedenborg, místico e teólogo do século XVIII, escreveu uma obra em doze volumes acerca da verdadeira correspondência das coisas terrenas com a nossa consciência interior e com as coisas em outros níveis de existência. Swedenborg passou os primeiros cinqüenta anos de sua vida envolvido com intensas pesquisas científicas. Durante os trinta anos seguintes, empenhou-se numa busca espiritual, com a mesma agudeza de espírito e dedicação.

As igrejas que mais rapidamente prosperaram na América foram as que combinaram a ciência com o misticismo. A Igreja da Ciência da Mente, a Sociedade Rosa-cruz, a Igreja das Ciências Religiosas, a Ciência Cristã e a Unidade estão em pleno desenvolvimento. Elas reconhecem o relacionamento positivo entre o corpo, a mente e o espírito do homem com o Universo.

Surgindo da Era de Touro (Gênesis, no Velho Testamento, aproximadamente 10000 a.C.), e do movimento dos planetas através da Era de Peixes, que começou com o nascimento de Jesus há 2.000 anos, chegamos agora à Nova Era de Aquário. Ao rever nosso passado recente, observando o motivo pelo qual a Idade Média foi realmente um período negro, poderemos perceber qual a razão de esta Nova Era ser realmente nova.

Tudo que o homem fez na Terra foi cópia dos modelos do Universo. Não podemos pensar ou fazer coisa alguma a menos que já tenha sido pensada ou feita pelo macrocosmo.

Pelo fato de ainda não termos entrado na Nova Era, a máxima esotérica "embaixo, assim como em cima", a qual é uma senha entre os estudantes de metafísica, não foi totalmente compreendida. Por estarmos próximos dos porões da Nova Era, vemos e sentimos seu efeito bem antes de encontrá-los. É dessa influência que nos aproximamos; o conhecimento que nos foi transmitido por todos os santos, pelos iniciados, pelos mestres, pelos filósofos, poetas, gurus ou artistas, desde que o homem falou pela primeira vez. "É tão simples que confunde o sábio. . . o Reino dos céus está dentro de vocês."

O DESENVOLVIMENTO DA MINHA TÉCNICA

Foi um pequeno relato de experiências e estudos que me fez chegar a este método, que agora utilizo em meu trabalho.

Basicamente, vejo o mundo ao meu redor com olhos de artista. Meu primeiro diploma na faculdade foi como desenhista de interiores. Completei os estudos depois de intensa pesquisa com um discípulo do dr. Max Luscher, o eminente psicólogo suíço que formulou os primeiros ensaios que determinaram a psicologia das cores. Essa psicologia inclui as cores preferidas por certo tipo de pessoas e o efeito de determinadas cores sobre o homem. Minha formação nessa época era basicamente sobre desenho, cor e psicologia.

Durante vinte anos, fiz uso desse conhecimento como profissional de projetos de interiores.

Em 1976, voltei para a faculdade com o fim de habilitar-me em aconselhamento psicológico, e mudei de carreira. Em 1980, fui para o sul da Califórnia. A mudança de clima intelectual libertou-me de uma vida de restrições relacionadas com a capacidade mediúnica, de que tenho consciência desde os cinco anos.

Juntei-me a um grupo que realizava experiências com poderes mediúnicos em reuniões semanais de uma hora, e concentrávamos nossas energias mentais na Fonte de toda a energia. O objetivo era multiplicar a energia e trazê-la de volta à Terra, para a área que fosse mais benéfica a todos.

No trabalho inicial, durante a concentração, pela primeira vez fiquei em estado de transe e tive uma experiência fora do corpo. Nessas condições, relatei informações verbais acerca de sete cristais preciosos que foram especificamente sugeridos para serem usados por todos os membros do grupo.

Quando voltei ao normal, fiquei abismada pela informação que havia recebido. Conscientemente, eu não tinha nenhum conhecimento anterior sobre pedras preciosas ou cristais. As informações continuaram a fluir através de mim por períodos curtos durante as reuniões semanais. As sessões eram anotadas ou gravadas.

Orientações a respeito de uma comunidade especial da Era de Aquário, a ser construída como modelo para outras em todo o mundo, misturavam-se a informações sobre os cristais. Descrita como uma estação de tratamento holística, com clínica, escola, centro comercial, jardim ecológico e centro de convenções, o modelo incluía um hotel, condomínios, teatros, restaurantes e um templo. O nome dado foi "Cidade da Esmeralda".

Todos os nossos encontros semanais foram registrados. Depois de um ano, estava claro, para mim e para o grupo, que eu era a receptora da energia psíquica que da Fonte retornava para nós. Minha vida mudou.

Eu era convidada para falar sobre minhas experiências e sobre os cristais. Antes da primeira palestra, o jornal local mandou um repórter e um fotógrafo para uma entrevista. O artigo foi publicado no jornal *Sunday*, no dia anterior à palestra. Como resultado, a platéia que compareceu à minha palestra foi maior do que a de costume.

O artigo entrou no noticiário nacional e foi distribuído a todas as grandes estações de rádio dos Estados Unidos e do Canadá. No dia seguinte, comecei a receber chamados de apresentadores de programas que queriam entrevistar-me no ar. Esses chamados continuaram por seis meses. Os apresentadores pediam aos ouvintes para que ligassem, com o objetivo de receber orientações pelo telefone. Descobri que podia utilizar a vibração da voz para me concentrar em cada solicitante e sugerir-lhe um cristal específico para aliviar seus males.

Comecei a receber pedidos de consulta por escrito. Eu imprimia folhetos e os enviava às minhas próprias expensas, junto com as orientações físicas e psíquicas. Minha vida ficou tão atribulada que fui obrigada a abandonar meu emprego.

Como o tempo de que dispunha foi ficando cada vez mais escasso, criei um modelo no qual os clientes poderiam manter contato comigo através de cartas, a fim de obterem as orientações. Depois de muita experimentação e, finalmente, meditação, foi-me dada a idéia de que os clientes deveriam desenhar o contorno das mãos num pedaço de papel em branco. Os componentes químicos liberados pela palma da mão são absorvidos pelo papel. As linhas do desenho revelam informações provenientes do lado direito do cérebro, o qual está em atividade durante a produção de atividades criativas, como o desenho.

Cada pessoa tem seu próprio método de concentração para manter contato psíquico com outras pessoas. Este é o meu método. Os astrólogos podem fazer uso do mapa dos planetas natais. Os leitores do Tarô fazem seus clientes manusearem as cartas. Os quiromantes utilizam-se das linhas das mãos. Grafólogos usam a escrita. Bolas de cristal ou folhas de chá podem ser usadas como outro meio de concentração. Eu simplesmente coloco minhas mãos sobre o desenho e o contato se estabelece. Vejo imagens e recebo sensações do cliente. Tenho condições de sugerir o cristal mais apropriado para o processo de cura, tanto mental como física.

Essa seqüência de eventos, e as transformações pessoais que eu e outras centenas de pessoas experimentamos, não são coincidência. Em metafísica não há coincidências. Ao longo do caminho, recebi estímulos e recompensas que não podem ser explicados pelo mundo físico. Enquanto avançava segundo os princípios, aconteciam-me sucessos inexplicáveis e inesperados. Quando me desviava da verdade, ou deixava meu ego ou alguma falsa personalidade assumir o controle, as coisas iam surpreendentemente mal.

Estou segura de que recebi ajuda de um outro plano de existência, onde há almas que, permanentemente, têm cumprido sua missão na Terra. Encontrei-me com três delas.

Quando a unidade da minha vida pessoal se quebra, ou se torna confusa, e quando não consigo me concentrar nas meditações, elas falam comigo através das vozes dos amigos ou mesmo de estranhos. Se preciso ouvir uma mensagem que não captei telepaticamente, diversas pessoas, em diferentes lugares, não relacionadas umas com as outras, irão repetir-me frases ou idéias idênticas. Isso pode ocorrer por um período de diversos dias ou semanas.

Tudo o que aprendi foi o conhecimento relembrado de vidas passadas. Eu não poderia ter sido um recipiente apropriado dessa abundância se não tivesse exercido a cura pelas pedras preciosas em outras vidas.

Creio que cada pessoa tem um conhecimento superconsciente de que os cristais a ajudam, da melhor maneira possível, no alívio das enfermidades físicas ou emocionais. Se o cliente tiver a oportunidade de ver ou de tocar em cada cristal que uso, ele poderá escolher corretamente, por si mesmo. Sempre estimulo este método como o primeiro. É claro que, por carta, sugiro o cristal a ser usado em conformidade com a leitura do desenho da mão.

Meu conselho é dado no sentido de que o cristal permaneça constantemente junto do corpo. De acordo com minha pesquisa, as duas áreas que parecem ser mais eficazes são a do chakra do coração e o do timo, ou base do pescoço, chamado chakra da garganta (chakras são centros de força). A maneira mais lógica de procedimento é cobrir ou envolver o cristal em ouro ou prata, usando-o numa corrente. Sugiro esses metais (que também são cristalinos) devido às suas vibrações pessoais. As vibrações do Sol são transmitidas pelo ouro (masculino), enquanto os raios da Lua são transmitidos pela prata (feminino). Os metais comuns não são prejudiciais, mas não são evoluídos. Geralmente, as jóias que desenho contêm tanto ouro quanto prata, para que se alcance um equilíbrio yin-yang, masculino-feminino, mais perfeito.

As pedras lapidadas, usadas em todo tipo de joalheria e em qualquer parte do corpo, terão o mesmo efeito que as pedras não lapidadas. Por experiência, o uso de cristais ou pedras em chakras diferentes daqueles previamente mencionados torna o processo mais vagaroso, pois não afetam os mesmos meridianos (correntes eletromagnéticas no corpo).

As pedras exercem um papel de equilíbrio para cada sexo. Para a mulher, seu "homem interior" é despertado, sendo esta a parte lógica e responsável de si mesma. Para o homem, sua "mulher interior" é despertada, e ele se torna mais intuitivo e afetuoso. Desse modo, um entendimento criativo, mas lógico, entre o cérebro esquerdo e o direito, aumenta a nossa compreensão.

O fato de o cristal ser natural ou lapidado parece não ser tão importante. Os hindus acreditavam que a transparência do cristal tornava-o mais poderoso, mas isso não foi o que constatei. Certamente, a transparência faz com que o cristal lapidado seja mais caro e mais raro para o cliente comum. Por essa razão, geralmente sugiro uma pedra natural, não trabalhada. Acredito que a Força Dirigente as fez geometricamente distintas por motivos específicos.

Em alguns casos, um novo equilíbrio do conjunto mente-corpo-espírito, que se faça necessário, pode causar sintomas físicos e/ou aumento de emoção que se parecem com estados de angústia. Isso é natural. Sempre aconselho os clientes a persistirem, já que o conseqüente alívio é uma recompensa agradável.

Também faço questão de ressaltar que o cristal não deve ser usado como um placebo. Minha intenção é a de que a cura seja centrada na mente do cliente e não no cristal. Como em todo processo de cura, a prescrição é duplamente eficaz se o cliente tiver responsabilidade e cooperar em seu próprio benefício.

RELATO DE CASOS

Minha cliente era uma mulher de quase setenta anos. Seu problema crônico era uma inflamação no esôfago e uma sensação de vazio no estômago, que lhe causavam dor quando comia ou bebia. Ela estava sendo tratada por um médico, com boas doses de tranqüilizantes. Isso estava interferindo em seu trabalho criativo como desenhista de modas. Depois de ouvir e interpretar seu relato, descobri que ela não me havia falado sobre seu envolvimento numa longa questão judicial. Ela submeteu-se a um tratamento médico por mais de seis meses, sem conseguir êxito.

Sugeri-lhe um cristal de Água-Marinha para ser usado na altura do timo (chakra da garganta). Ela era uma pessoa delicada e discreta, mas, por trás dessa aparência, fervilhava o caldeirão. A Água-Marinha transmite raios de cor azul-violeta, do planeta Vênus. Eles agem através da glândula pineal, trazendo alívio para ansiedades e paz de espírito. Ela usou o cristal com fé e meditou durante vinte e oito dias. No final do mês, seu exame revelou sensível melhora, e ela suspendeu todas as medicações. A pedra continuou sendo usada até a conclusão do caso judicial.

Passados dois anos, ela me informou que não houve nenhum retorno de seu antigo problema e que usa o cristal regularmente. Ela não é, nem nunca foi, uma pessoa com inclinações religiosas ou metafísicas.

O segundo caso a ser descrito diz respeito a um homem beirando os setenta anos que, por duas décadas, enfrentou problemas respiratórios, incluindo infecção dos brônquios, tosse, chiado e respiração difícil durante a noite. Ele havia sido tratado por vários médicos, seguindo uma dieta rigorosa, além das medicações. Foi obrigado a buscar o clima seco do interior da Califórnia e a abandonar seu trabalho, que era cansativo. Depois de cinco anos de sol e de vida tranqüila, sua saúde dava mostras de pouca recuperação.

Ele não queria receber orientações mediúnicas, pelo fato de não acreditar no processo. Sugeri-lhe que carregasse uma pedra de Ametista no bolso da camisa, colocando-a sob o travesseiro durante o sono e que não se separasse dela. Ele não fez as meditações. Depois de um mês, sua saúde tinha melhorado muito pouco. Admitiu ter se "esquecido" de manter o cristal consigo.

Convenci-o a usar o cristal numa corrente, à altura da garganta. Quando coloquei a corrente no seu pescoço, apertei o fecho de tal modo que a corrente não pudesse ser retirada, a menos que fosse partida. Ele saiu resmungando: "Isso é ridículo", mas concordou em refletir sobre a "possibilidade" da transmissão de raios cósmicos.

Durante alguns meses, não recebi notícias dele. Sua esposa comunicou-me que ele já havia feito seu exame semestral. O médico estava surpreso com a sensível recuperação na condição física de seu paciente.

A Ametista transmite os raios violeta do planeta Mercúrio. Ela age sobre o corpo mental, purificando e clareando os pensamentos e a comunicação, sendo que, no corpo físico, é um protetor do sistema respiratório.

O cavalheiro sempre fora muito exigente, crítico e rigoroso consigo mesmo. Recebi informações de seus familiares a respeito do abrandamento de suas atitudes depois de estar usando o cristal.

O terceiro caso é de um homem de trinta e cinco anos, que sempre sofreu de alergias. Como atleta, tinha sido campeão; no momento era treinador. Desejava uma orientação psíquica que lhe sugerisse um cristal precioso, mas senti que ele poderia escolher, intuitivamente, o cristal que melhor lhe serviria.

Depois de inspecionar cada uma das minhas vinte e oito pedras, ele finalmente escolheu a Turmalina. Concordou em fazer a meditação diária de sete minutos e em manter anotações dos pensamentos assim que estes lhe ocorressem. Sugeri-lhe que usasse a pedra na altura do coração.

Pelas interpretações, descobri grande dose de tristeza, um certo desgosto relacionado com o começo de sua infância. Assim que voltou a ter o cristal junto ao pescoço, inconscientemente começou a colocá-lo na boca.

Depois de ter usado a pedra por um mês, meditando e fazendo anotações, ele informou que a alergia havia cessado totalmente, muito embora fosse época de polinização.

A Turmalina transmite raios múltiplos do ainda desconhecido planeta Vulcano. Essa pedra é usada para equilibrar os corpos físico, mental e emocional. Ela age principalmente na liberação de lágrimas.

Na verdade, suas alergias eram o único motivo plausível que justificariam suas lágrimas. Quando levou a Turmalina à boca ela desencadeou uma série de lembranças da infância, que resultaram num pranto convulso. Suas anotações relacionavam-se com essas memórias, e ele mostrou-se capaz de integrar o equilíbrio mental-emocional necessário.

Passados dois anos, ele ainda usa o cristal. Em resposta ao meu questionário, ele afirma que sua habilidade em expressar abertamente suas emoções fez aumentar o equilíbrio entre sua mente, seu corpo e seu espírito.

Pessoalmente, utilizei cada um dos cristais num programa de vinte e oito dias, que incluía as meditações relacionadas no último capítulo deste livro. Descobri que, para mim, a Esmeralda é especialmente eficaz, pois fez-me refletir novamente acerca de algumas decisões importantes que tomei durante minha vida.

A Esmeralda transmite o raio verde de Saturno, um planeta identificado pelos astrólogos como "o mestre rigoroso". A vibração da Esmeralda insiste em que seu portador "admita somente a verdade" e "distribua amor". Ela também afeta a estrutura do corpo, os ossos, a coluna e os dentes.

O fato de admitir somente a verdade me forçou a verificar como havia interpretado mal as relações entre as pessoas, em alguns aspectos que afetavam meu relacionamento com meus pais, com minha irmã e com meu marido.

Eu também tinha problemas com a articulação dos joelhos (esqueleto), que estavam se desgastando. Isso causava dor, inchaço e me impedia de jogar tênis, esporte que eu adorava. Fui advertida de que, se não fosse operada, ficaria inválida.

Depois de passar dois meses meditando e usando o cristal, à altura do coração, notei uma grande melhora nos joelhos. Meus amigos comentavam sobre uma mudança notável na minha disposição em demonstrar amor.

Devo admitir que no primeiro mês em que usei a Esmeralda, sofri certas crises de depressão e ira, visto que a verdade real do meu passado começava a emergir do subconsciente.

Hoje, passados cinco anos, meus joelhos estão quase normais. Ainda uso a Esmeralda, periodicamente.

Tenho feito centenas de leituras das mãos de pessoas que nunca conheci. Tenho lhes pedido que me informem acerca da precisão e dos benefícios dessas leituras.

Sempre sugiro ao cliente que leve consigo uma pedra bruta ou lapidada, e que a use nas meditações. Mandei imprimir meditações para cada pedra a fim de iniciar as pessoas nessa prática. Nunca obtive sequer uma simples resposta das pessoas que seguiram minhas instruções.

Os depoimentos mais dramáticos quase sempre vêm dos homens. É surpreendente como a polaridade masculina pode dar uma absoluta reviravolta quando alguma coisa é apresentada de maneira clara. O cérebro esquerdo, orientado para a lógica masculina, toma decisões significativas e firmes quando há concordância por parte do cérebro direito. Parece que ocorre o inverso com as mulheres, com resultados semelhantes.

COMO UTILIZAR A CONEXÃO PEDRA PRECIOSA-RAIO CÓSMICO

No começo do seu aprendizado sobre pedras preciosas, especialmente durante a primeira semana de meditação, haverá considerável esforço exigido de você para conseguir sincronismo, resultando em grande tensão. Quase sempre a freqüência dessa nova pedra tenderá a sacudir e eliminar boa parte de velhos conceitos preestabelecidos, provocando, por sua vez, um grande esforço.

Isso representará também uma purificação. Essa limpeza de antigos resíduos pode ocorrer sob a forma de uma pequena indisposição, como resfriado ou desarranjo estomacal. Algumas vezes o corpo se livra de fato de substâncias ruins, enquanto é submetido a essa integração vibratória. Esse fato deve ser encarado como uma atitude positiva. É uma prova física de que a fórmula geométrica real está atuando. Tendo em vista que o nosso corpo armazena memórias em cada músculo, em cada tecido (não apenas no cérebro), a liberação de crenças inadequadas é o primeiro passo essencial para a saúde.

Nós só começamos a controlar as doenças por meio da vacinação quando descobrimos que podíamos fazê-lo usando o germe da própria doença. Há certas formas de envenenamento que só podem ser curadas com pequenas doses do mesmo veneno.

Dessa maneira, quando acumulamos memórias negativas num músculo ou numa área nervosa por um longo período, essa área torna-se cristalizada. Nós bloqueamos o fluxo de energia e de sangue para essa área. A fim de desbloquear e romper a estrutura cristalizada, usamos um cristal para explodir outro cristal. A fórmula geométrica vibratória do cristal precioso é mais evoluída e poderosa do que a dos cristais minerais inferiores que existem no referido bloqueio. Dessa forma se dá a purificação.

Ao mencionar a composição positivo-negativa dos cristais preciosos, convém esclarecer que nem o positivo nem o negativo podem agir sozinhos sobre a psique ou o corpo. A Natureza está sempre em perfeito equilíbrio. Jamais acredite em quem der uma definição totalmente negativa para qualquer pedra. Cada qual tem seu efeito positivo sobre o nosso ser como um todo.

Devido aos ângulos internos da estrutura molecular dos cristais, sua vibração torna-se bastante específica. Usar um cristal qualquer não será tão benéfico como usar uma pedra apropriada. Em certos casos, a freqüência vibratória é muito alta e sentimos a tensão quando, automaticamente, procuramos elevar nossa própria tensão para esse mesmo nível.

Isso não é algo negativo, mas necessário. Simplesmente, temos de ouvir nossos próprios centros de comunicação, para perceber se a tensão é maior do que a que podemos suportar com conforto. Uma certa quantidade de tensão é absolutamente necessária para o crescimento.

Durante a primeira ou a segunda semana de meditação com sua pedra preciosa, tome nota das suas reações físicas e psicológicas. Não desanime nem tente interromper todo seu trabalho por causa de um mal-estar temporário.

Minha mãe costumava aplicar iodo em meus arranhões e machucados. O remédio queimava como fogo, causando normalmente mais dor do que a própria lesão. Ela sempre me assegurava que a dor era prova do efeito positivo do remédio sobre o ferimento. Doía por pouco tempo e, realmente, a cura era rápida. Tratava-se de um desinfetante de ação violenta, agora fora de moda mas ainda eficaz.

Às vezes, o remédio causa uma dor temporária. Seja corajoso! Persista e observe a sua própria cura.

É fácil empregar a capacidade natural de uma pedra para transmitir raios cósmicos em benefício de uma harmonização pessoal.

Primeiramente, verifique qual a pedra preciosa que corresponde à sua vibração individual. O método mais eficaz é permitir que seu superconsciente examine todos os cristais escolhendo aquele que for mais atraente. Vá a uma joalheria, ou procure alguém que trabalhe com *todos* os tipos de cristais. Você também pode visitar uma exposição de pedras num museu.

Escolha uma pedra preciosa que combine com você, e use-a diariamente, fazendo uma das meditações de sete minutos que lhe será mostrada mais adiante. A pedra pode ter qualquer forma, pode estar em estado bruto, ou ser lapidada. Não é necessário adquirir uma pedra trabalhada de alto valor montada em ouro.

Você pode carregar consigo o cristal, para tirar proveito da sua influência positiva. Não o use como uma peça de joalheria. Você pode guardá-lo no bolso, na carteira, ou prendê-lo na roupa, junto à pele.

Nos primeiros vinte e oito dias, deixe a pedra por perto quando estiver dormindo. Coloque-a sob o travesseiro, sobre o criado-mudo, ou mantenha-a junto do corpo.

Quando acordar pela manhã, faça a meditação correspondente ao seu cristal. Você precisará da pedra, de uma caderneta de anotações e de uma caneta.

Cada pedra tem sua própria meditação.

Eis os passos para o ritual da meditação diária.

1. Levante-se da cama e sente-se no chão.

2. Coloque o cristal na palma da mão e durante um minuto, olhe fixamente para ele. Tente olhar dentro dele. Você está sintonizando sua vibração com a do cristal. Isso prepara seu subconsciente para a meditação.

3. Deite-se de costas. Coloque o cristal entre o umbigo e a linha inferior das costelas (região do plexo solar). Cubra o cristal com a palma da mão e repita a frase relacionada com ele. Diga isso sete vezes ou durante dois minutos.

4. Repita a frase segurando o cristal junto ao seu coração, por dois minutos.

5. Faça o mesmo segurando o cristal sobre a fronte (a área pineal), por mais dois minutos.

6. Assim que terminar a terceira meditação, tome nota dos seus pensamentos na caderneta.

Depois de vinte e oito dias, releia suas anotações e avalie seus sentimentos para verificar as mudanças e os progressos ocorridos. Continue com esse ritual diário usando a mesma pedra, até seu superconsciente escolher um outro cristal.

MEDITAÇÕES COM OS CRISTAIS

MEDITAÇÃO COM A ÁGATA

A Ágata, uma das pedras mais comuns na Terra, está ao alcance de todos e ajuda a transmitir vibrações que irão quebrar as formas cristalizadas. O enrijecimento é conseqüência do processo de cristalização. Quando os sistemas de pensamento ou de crença estão cristalizados ou enrijecidos, afetam todo o corpo e a personalidade. A Ágata possui uma vibração que irá quebrar as formas fixas de pensamento e dissolver os cristais nas áreas afetadas do corpo físico.

Transmitindo e recebendo os raios cósmicos da Lua, a Ágata age da seguinte maneira:

1. Dissolve os cristais nas áreas do corpo físico

2. Quebra antigos padrões de pensamento

3. Torna a pessoa mais aberta e acessível a novas idéias

MÉTODO

Deite-se de costas no chão, segure a Ágata na palma da mão e olhe-a fixamente por um minuto.

Coloque a Ágata nos seguintes pontos:

PLEXO SOLAR (próximo à cintura): Cubra-a com a palma da mão e repita sete vezes:

"Esta Ágata está vibrando para quebrar meu sistema de crença rígido e antiquado."

CORAÇÃO: Cubra-a com a palma da mão e repita sete vezes:

"Esta Ágata está vibrando para me ajudar a me adaptar às forças em mutação em minha vida e a cooperar com elas."

FRONTE ("Terceira visão"): Cubra-a com a palma da mão e repita sete vezes:

"Esta Ágata está vibrando para me ajudar a tomar uma nova posição no mundo."

MEDITAÇÃO COM A AMETISTA

A Ametista é a pedra apropriada para as pessoas que se dedicam à cura. Também é aconselhada para os que desejam ser professores, comunicadores ou escritores.

A vibração da Ametista desperta para o mais puro pensamento analítico nas decisões ligadas à melhoria da própria situação. Ela também dá uma vibração mais forte às decisões tomadas para ajudar outras pessoas. A vibração da Ametista irá reforçar em seu portador a capacidade de expressar o amor de modo verdadeiro.

Transmitindo e recebendo raios cósmicos de Mercúrio, a Ametista age da seguinte maneira:

1. Promove a pureza e a clareza do pensamento, a compreensão e a comunicabilidade

2. Protege o sistema respiratório

3. Pode ser usada por qualquer pessoa para levar a cura a outras pessoas ou a si mesma

O uso do cristal de Ametista junto à garganta e a meditação diária com ela favorecerão o entendimento puro e claro de compreensão e cura.

MÉTODO

Deite-se de costas no chão, segure a Ametista na palma da mão e olhe-a fixamente por um minuto.

Coloque a Ametista junto aos seguintes pontos:

PLEXO SOLAR (próximo à cintura): Cubra-a com a palma da mão e repita sete vezes:

"Esta Ametista está vibrando para amadurecer meu centro de julgamento."

CORAÇÃO: Cubra-a com a palma da mão e repita sete vezes:

"Esta Ametista está vibrando para aumentar a pureza do meu amor curador."

FRONTE ("Terceira visão"): Cubra-a com a palma da mão e repita sete vezes:

"Esta Ametista está purificando tudo o que se manifesta por palavras."

MEDITAÇÃO COM ÁGUA-MARINHA

A Água-Marinha freqüentemente é recomendada para a meditação de pessoas de natureza calma e de voz branda, devido à vibração suave dessa pedra. Quase sempre esses traços aparentes enganam aqueles que não detectam a força e a determinação interiores.

Muitas vezes, há um grande desejo estético, um tanto idealístico e criativo, nas pessoas para as quais a Água-Marinha é sugerida.

Uma vez que a mensagem vibratória da Água-Marinha é de "paz", aquele que usar essa pedra também poderá transmitir "paz" a outras pessoas. Depois de meditar, assegurando sua própria paz de espírito, concentre-se em outra pessoa por alguns momentos. Contemplando o quadro de um lago calmo ao entardecer sobre a imagem dessa pessoa, diga a frase: "Eu lhe envio a minha paz." Nem o tempo nem a distância podem impedir esse tratamento.

Em todas as referências históricas à Água-Marinha ela esteve ligada à água. Por essa razão, recomenda-se que a água seja a forma de terapia para aumentar o bem-estar de quem escolheu essa pedra.

Transmitindo e recebendo os raios cósmicos de Vênus, a Água-Marinha age da seguinte maneira:

1. Alivia a ansiedade

2. Libera os distúrbios internos

3. Regula o fluido do corpo e o equilíbrio da acidez

MÉTODO

Deite-se de costas no chão, segure a Água-Marinha na palma da mão e olhe-a fixamente por um minuto.

Coloque a Água-Marinha junto aos seguintes pontos:

PLEXO SOLAR (próximo à cintura): Cubra-a com a palma da mão e repita sete vezes:

"Esta Água-Marinha está vibrando para trazer paz às minhas emoções."

CORAÇÃO: Cubra-a com a palma da mão e repita sete vezes:

"Esta Água-Marinha está vibrando para trazer paz ao meu coração."

FRONTE ("Terceira visão"): Cubra-a com a palma da mão e repita sete vezes:

"Esta Água-Marinha está vibrando para trazer paz à minha mente."

MEDITAÇÃO COM O TOPÁZIO AZUL

A escolha do Topázio Azul indica que a pessoa está necessitando de relaxamento e que o sistema nervoso, superexcitado, deve voltar à calma.

O elemento presente na estrutura de cristal do Topázio, que muda sua cor do amarelo para o azul, também abre suas vibrações para as ondas de raio provenientes de Vênus.

Embora o Topázio Azul seja influenciado pela vibração feminina de Vênus, ele é regido pelos raios masculinos e pelas qualidades de Júpiter, o que lhe dá uma dupla vibração de firmeza e ardor.

Basicamente, o Topázio Azul irá aumentar o interesse pelos grandes ideais da vida. Ele promove a compreensão espiritual necessária para continuar na direção do autodesenvolvimento com determinação, com a consciência alerta e com paz de espírito.

Essa combinação psíquica é rara. As pessoas que estão prontas para essa pedra têm grande potencial para a evolução da alma. A meditação com o Topázio Azul propicia o seguinte:

1. Acalma o sistema nervoso

2. Promove altos ideais

3. Estimula o autodesenvolvimento

4. Fortalece e desperta a consciência

MÉTODO

Deite-se de costas no chão, segure o Topázio Azul na palma da mão e olhe-o fixamente por um minuto.

Coloque o Topázio Azul junto aos seguintes pontos:

PLEXO SOLAR (próximo à cintura): Cubra-o com a palma da mão e repita sete vezes:

"Este Topázio Azul está vibrando para acalmar meu sistema nervoso."

CORAÇÃO: Cubra-o com a palma da mão e repita sete vezes:

"Este Topázio Azul está vibrando para promover meu autodesenvolvimento positivo."

FRONTE ("Terceira visão"): Cubra-o com a palma da mão e repita sete vezes:

"Este Topázio Azul está vibrando para manter-me concentrado, com determinação, a fim de que minha consciência se mantenha vigilante na vida diária."

MEDITAÇÃO COM A CORNALINA

Se a Cornalina for usada diariamente e empregada de modo ativo na meditação, ela aumentará o nível de energia, pois essa pedra transmite os raios estimulantes de Marte.

1. Promove a atividade física

2. Estimula a atividade mental

3. Vence a indolência e a letargia

MÉTODO

Deite-se de costas no chão, segure a Cornalina na palma da mão e olhe-a fixamente por um minuto.

Coloque a Cornalina junto aos seguintes pontos:

PLEXO SOLAR (próximo à cintura): Cubra-a com a palma da mão e repita sete vezes:

"Esta Cornalina está vibrando para dar-me energia e entusiasmo."

CORAÇÃO: Cubra-a com a palma da mão e repita sete vezes:

"Esta Cornalina está vibrando para promover minha atividade física."

FRONTE ("Terceira visão"): Cubra-a com a palma da mão e repita sete vezes:

"Esta Cornalina está vibrando para estimular minha atividade mental."

MEDITAÇÃO COM O CRISÓPRASO

O Crisópraso tem efeito sobre o chakra da garganta e da coroa, protegendo o sistema glandular da tireóide e da pituitária nessas áreas.

Se uma pessoa for suscetível a absorver as influências negativas da vida de amigos, parentes ou conhecidos, o Crisópraso irá filtrar e desviar essas vibrações. Será criada uma proteção contra o envolvimento exagerado nos problemas alheios.

O Crisópraso ajudará a regular qualquer excesso de abuso em relação ao corpo ou à imaginação, e reprimirá os impulsos mórbidos. Usado no pescoço ou na orelha, terá um efeito mais rápido e direto nessas áreas, assim como no corpo todo para:

1. Defender as glândulas tireóide e pituitária
2. Proteger contra substâncias nocivas que passam através da boca e da cabeça
3. Clarear a visão, no sentido literal e figurado

4. Restringir a superexpansão no sentido mental e físico

Não é fator importante se alguém, ao ver essa pedra, for ou não atraído por ela. Se esse cristal for escolhido para a regulagem da distribuição química do corpo, ou para o controle do excesso de abusos, será benéfico em ambos os casos.

O uso e o manuseio constantes dessa pedra provocará uma afinidade inabalável. Sua qualidade de camaleão, no sentido de misturar as vibrações, realmente irá despertar uma vibração harmoniosa no usuário.

MÉTODO

Deite-se de costas no chão, segure o Crisópraso na palma da mão e olhe-o fixamente por um minuto.

Coloque o Crisópraso nos seguintes pontos:

PLEXO SOLAR (próximo à cintura): Cubra-o com a palma da mão e repita sete vezes:

"Este Crisópraso está vibrando para filtrar todas as substâncias que entram em meu corpo."

CORAÇÃO: Cubra-o com a palma da mão e repita sete vezes:

"Este Crisópraso está vibrando para defender-me da superexpansão."

FRONTE ("Terceira visão"): Cubra-o com a palma da mão e repita sete vezes:

"Este Crisópraso está vibrando para clarear minha visão."

MEDITAÇÃO COM O CORAL

Todas as doenças dos órgãos sexuais podem ser amenizadas e/ou curadas através da meditação diária com o Coral.

Transmitindo raios de Plutão, o Coral envia um contínuo chamado ao espírito para que desista e se livre das idéias autodestrutivas, das crenças e ações que sutilmente estão sabotando nossa alegria de todos os dias.

A má interpretação ou abuso do poder criativo e sexual é um enigma para nós. Só podemos experimentar a realização da unidade quando, finalmente, nos rendermos a nós mesmos e abandonarmos de vez nossa vontade de controlar o próximo.

O Coral atinge os fluidos do corpo para estimular o sacrifício (ego obstinado) de si mesmo, receoso que está de perder o controle, tanto sobre o relacionamento físico e sexual, como sobre o relacionamento afetivo e emocional.

Plutão, vibrando através do Coral, não só afeta as relações de amor entre o masculino e o feminino, como também influi em todos os sentimentos importantes para com os irmãos e os pais, destruindo a ansiedade e a desconfiança que perduram em nossa mente durante décadas, deixando-nos irritados, amargos e doentes.

O uso e a posse do Coral de maneira sincera pode:

1. Promover a disposição para ceder ao ego obstinado

2. Estimular o esforço de cooperação

3. Reavivar o amor no coração

4. Regenerar a saúde dos órgãos reprodutivos

MÉTODO

Deite-se de costas no chão, segure o Coral na palma da mão e olhe-o fixamente por um minuto.

Coloque o Coral junto aos seguintes pontos:

PLEXO SOLAR (próximo à cintura): Cubra-o com a palma da mão e repita sete vezes:

"Este Coral está vibrando com o fim de me ajudar a renunciar aos velhos ressentimentos e receios."

CORAÇÃO: Cubra-o com a palma da mão e repita sete vezes:

"Este Coral está vibrando para me ajudar a cooperar com os esforços coletivos da Nova Era."

FRONTE ("Terceira visão"): Cubra-o com a palma da mão e repita sete vezes:

"Este Coral está vibrando para reavivar o amor no meu coração."

MEDITAÇÃO COM O DIAMANTE

A fé, como poder mental, é a vibração básica instalada na glândula pineal pelo Diamante. O poder psíquico é incrementado atrávés da meditação, de modo que possamos receber, da abundância do Universo, o que desejamos e aquilo que é bom.

O ato metafísico de acreditar e de pronunciar as palavras em voz alta, na realidade é uma agregação ativa de átomos físicos, como no magnetismo.

A palavra fé é usada em todas as religiões ortodoxas. É o ato de crer, mesmo quando a percepção consciente não pode ver a possibilidade daquilo em que acreditamos. Jesus, querido mestre e curador, disse: "Tudo o que pedirdes, recebereis."

Mesmo o menor fragmento de Diamante, colocado junto ao cristal colorido que afeta a área física que necessita de proteção, ampliará seu poder de cura. Seu uso na meditação diária pode:

1. Proporcionar um sentimento de segurança

2. Purificar todos os sistemas do corpo

3. Melhorar as propriedades de todos os cristais coloridos

MÉTODO

Deite-se de costas no chão, segure o Diamante na palma da mão e olhe-o fixamente por um minuto.

Coloque o Diamante junto aos seguintes pontos:

PLEXO SOLAR (próximo à cintura): Cubra-o com a palma da mão e repita sete vezes:

"Este Diamante está vibrando para que eu possa receber energia dos raios do Sol."

CORAÇÃO: Cubra-o com a palma da mão e repita sete vezes:

"Este Diamante é um longo e forte vínculo que existe entre mim e meus Criadores."

FRONTE ("Terceira visão"): Cubra-o com a palma da mão e repita sete vezes:

"Este Diamante está, diariamente, aumentando a fé em mim mesmo como Criador que sou."

MEDITAÇÃO COM A ESMERALDA

A Esmeralda é uma pedra com poderes de cura mais eficientes, que exige completa honestidade e amor por parte daqueles que praticam a cura.

A estrutura óssea da coluna é, normalmente, alvo de dor quando a vida não anda bem. Atuando nessas áreas, a Esmeralda pode trazer alívio. A cura ocorre quando a vida volta ao normal.

No momento em que a verdade é explorada e ocorre a aceitação das escolhas pessoais, o amor reprimido pode extravasar. Tão logo começamos a distribuir amor, começamos a recebê-lo.

A meditação com a Esmeralda acelera o processo de se manter alerta e:

1. Expõe os sistemas subconscientes de fé

2. Clareia a consciência

3. Inspira um amor cheio de desprendimento

4. Fortalece as costas e a coluna

MÉTODO

Deite-se de costas no chão, segure a Esmeralda na palma da mão e olhe-a fixamente por um minuto.

Coloque a Esmeralda junto aos seguintes pontos:

PLEXO SOLAR (próximo à cintura): Cubra-a com a palma da mão e repita sete vezes:

"Esta Esmeralda está vibrando para me ajudar a admitir a verdade."

CORAÇÃO: Cubra-a com a palma da mão e repita sete vezes:

"Esta Esmeralda está vibrando para me ajudar a distribuir amor."

FRONTE ("Terceira visão"): Cubra-a com a palma da mão e repita sete vezes:

"Esta Esmeralda está vibrando de tal modo que eu possa me conhecer como realmente sou: uma pessoa desprendida, afetuosa e confiável."

MEDITAÇÃO COM A OPALA DE FOGO

A Opala de Fogo é a pedra que oferece a mais pura mensagem vibratória: a paixão.

Muitos comparam a paixão com a excitação sexual, encarando-a em termos da mais perfeita lascívia animal. No entanto, o que fazemos quando tomados por uma paixão é entregarmo-nos a nós mesmos. O que ganhamos é o estado jubiloso da verdadeira auto-satisfação.

A mensagem é a paixão em todos os níveis. Se a Opala de Fogo for usada na meditação, ela estimulará tanto a paixão sexual como a mental, distintas entre si, dirigindo a energia para o equilíbrio pretendido.

A história nos mostra pessoas famosas e comuns que agiam sob o impulso de uma energia básica que, certamente, era apaixonada. O resultado de suas ações dependia do direcionamento dessa paixão para outra atividade criativa além do sexo. Se uma supera a outra, o equilíbrio é quebrado, gerando sofrimento.

Em estado de paixão, somos mais puros e mais parecidos com nossos Criadores, em cuja paixão somos concebidos. A meditação com a Opala de Fogo irá:

1. Estimular a alegria de viver

2. Aumentar a paixão sexual

3. Permitir a entrega de si mesmo

4. Ativar a criatividade e as glândulas supra-renais

MÉTODO

Deite-se de costas no chão, segure a Opala de Fogo na palma da mão e olhe-a fixamente por um minuto.

Coloque a Opala de Fogo junto aos seguintes pontos:

PLEXO SOLAR (próximo à cintura): Cubra-a com a palma da mão e repita sete vezes:

"Esta Opala de Fogo está vibrando para aumentar minha paixão pela vida, com emoção."

CORAÇÃO: Cubra-a com a palma da mão e repita sete vezes:

"Esta Opala de Fogo está vibrando para dar-me força, através da completa entrega de mim mesmo."

FRONTE ("Terceira visão"): Cubra-a com a palma da mão e repita sete vezes:

"Esta Opala de Fogo está vibrando para estimular minhas forças criativas."

MEDITAÇÃO COM A GRANADA VERMELHA

Usada na cura do corpo físico, a Granada pode ser indicada para qualquer doença. Devido ao fato de sua vibração estar relacionada com a regeneração ou transformação das células, essa pedra é mais eficaz no tratamento de doenças dos órgãos regenerativos.

Há vários distúrbios do sistema regenerativo que podem ser atribuídos à negatividade emocional ou de pensamento. Freqüentemente, o sentimento de limitação provoca a dor que acompanha o ciclo mensal feminino. A esterilidade pode ser provocada por ódio, medo ou ansiedade.

A onda de raio de Plutão, entrando no cérebro através do hipotálamo e descendo para os órgãos reprodutores, pode ser usada construtivamente para a cura destas e de outras doenças de origem psicossomática.

Trabalhando com o nosso banco de memórias, a Granada também se presta para romper bloqueios psicológicos que impedem o crescimento evolutivo, trazendo-os a seu tempo para a luz.

Na cura de si mesmo ou de outrem, a Granada surte melhor efeito quando usada próxima às áreas afetadas, à luz do Sol. Na falta de luz solar, pode-se usar luz incandescente.

A meditação com a Granada Vermelha conseguirá:

1. Abrir o banco de memórias

2. Eliminar velhas formas e mudar a estrutura atômica

3. O equilíbrio yin-yang (masculino-feminino)

4. Estimular o hipotálamo e curar as doenças generativas

MÉTODO

Deite-se de costas no chão, segure a Granada na palma da mão e olhe-a fixamente por um minuto.

Coloque a Granada junto aos seguintes pontos:

PLEXO SOLAR (próximo à cintura): Cubra-a com a palma da mão e repita sete vezes:

"Esta Granada está vibrando para equilibrar o meu yin-yang."

CORAÇÃO: Cubra-a com a palma da mão e repita sete vezes:

"Esta Granada está vibrando para eliminar velhas formas, através da mudança da estrutura atômica."

FRONTE ("Terceira visão"): Cubra-a com a palma da mão e repita sete vezes:

"Esta Granada está vibrando para abrir meu banco de memórias."

MEDITAÇÃO COM A GRANADA VERDE

Se a Granada Verde for usada por sete minutos na meditação diária, e como jóia, com total compreensão de suas propriedades, ela proporcionará melhoras nos problemas que afetam as costas e a coluna, nos problemas causados por resíduos nas juntas, todos eles diretamente causados por pensamentos incorretos.

A Granada Verde está vibrando num grau que nos ajuda a nos adaptar às contínuas mudanças da vida e dos tempos. Isso faz com que procuremos novas experiências e nos sintamos bem em qualquer situação.

Esta pedra às vezes é escolhida para ajudar a eliminar a obstinação de uma personalidade demasiado teimosa. A meditação regular:

1. Faz com que nos tornemos flexíveis às mudanças

2. Elimina o pessimismo

3. Alivia a tensão

4. Influencia a distribuição química do corpo

MÉTODO

Deite-se de costas no chão, segure a Granada Verde na palma da mão e olhe-a fixamente por um minuto.

Coloque a Granada Verde junto aos seguintes pontos:

PLEXO SOLAR (próximo à cintura): Cubra-a com a palma da mão e repita sete vezes:

"Esta Granada está vibrando para me ajudar a me adaptar tranqüilamente às mudanças."

CORAÇÃO: Cubra-a com a palma da mão e repita sete vezes:

"Esta Granada está vibrando para eliminar pensamentos e frases pessimistas."

FRONTE ("Terceira visão"): Cubra-a com a palma da mão e repita sete vezes:

"Esta Granada está vibrando para relaxar meus centros nervosos."

MEDITAÇÃO COM O JADE

O Jade age como um estimulante para as emoções, com a finalidade de penetrar na memória de nosso corpo, onde os sentimentos podem ter tido reações inadequadas por diversas vidas. O Jade nos ajuda a descobrir as lições que temos de aprender nesta vida (karma) para evoluirmos.

A vibração do Jade pode desvelar lembranças de vidas passadas. Através da meditação, o Jade pode penetrar nessas emoções, determinando onde podemos ter errado nossos alvos no passado.

O Jade também exerce uma influência psíquica sobre o coração, no ponto onde o intelecto cruza com as emoções. Se o coração aceita emoções em demasia e distrai a mente, ele se torna como areia movediça: inconsistente demais para servir de ponto de apoio. Por outro lado, se a emoção não encontrar acesso, o coração se transforma num local duro, não oferecendo nenhum tipo de conforto.

A meditação com o Jade produz o equilíbrio entre a emoção e o intelecto que, somados, têm como resultado a sabedoria. Em linguagem moderna, nós diríamos: "Alguém que é só coração."

Além de estimular todo o nosso ser a penetrar na camada que envolve o problema, o Jade irá:

1. Criar estímulos para a solução

2. Equilibrar o intelecto com a emoção

3. Limpar o fígado, os rins e o duodeno

MÉTODO

Deite-se de costas no chão, segure o Jade na palma da mão e olhe-o fixamente por um minuto.

Coloque o Jade junto aos seguintes pontos:

PLEXO SOLAR (próximo à cintura): Cubra-o com a palma da mão e repita sete vezes:

"Este Jade está vibrando para equilibrar minhas emoções e meu intelecto."

CORAÇÃO: Cubra-o com a palma da mão e repita sete vezes:

"Este Jade está vibrando para aumentar meu desejo de conhecer a verdade."

FRONTE ("Terceira visão"): Cubra-o com a palma da mão e repita sete vezes:

"Este Jade está vibrando para me ajudar a penetrar nos problemas e a resolvê-los."

MEDITAÇÃO COM O LÁPIS-LAZÚLI

O Lápis-lazúli causa uma vibração dentro da mente, capacitando-a a ver e a compreender coisas que, de outra maneira, seriam omitidas ou ignoradas. Transmitindo um sentimento de alerta, ela diz ao seu usuário: "Preste atenção no que está acontecendo ao seu redor."

O segundo eixo importante dessa pedra tem uma fórmula de vibração que eleva o desejo sexual da lascívia ao amor. Em linguagem moderna o Lápis-lazúli diz: "Ponha a sua mente acima da cintura."

No caso dos que "estão esperando por um amor", a vibração cósmica traduzida pelo Lápis-lazúli afirma que esse amor já existe. A constante espera desse grande amor, que irá superar todas as frustrações, é como reter a respiração pelo resto da vida.

Como receptor dos raios azuis de sabedoria e equilíbrio transmitidos por Urano, o Lápis-lazúli também ajuda a canalizar a energia Kundalini. Originando-se na base da coluna e subindo até o crânio, essa energia elétrica (representada na filosofia oriental como uma serpente) estimula a mente criativa.

Se a Kundalini não for conscientemente focalizada, ela se torna um desejo sexual basicamente animal. Essa energia invisível dentro de cada ser humano não é mais misteriosa do que o rádio ou a televisão; está sempre presente e sempre ativa, quer a usemos ou não. A meditação com o Lápis-lazúli trará resultados criativos imediatos e irá:

1. Fazer vibrar um estado de alerta para os sentidos
2. Proteger contra formas negativas de pensamento
3. Elevar o desejo criativo do físico para o mental
4. Acalmar as glândulas supra-renais, ajudar a digestão e proteger o estômago

MÉTODO

Deite-se de costas no chão, segure o Lápis-lazúli na palma da mão e olhe-o fixamente por um minuto.

Coloque o Lápis-lazúli junto dos seguintes pontos:

PLEXO SOLAR (próximo à cintura): Cubra-o com a palma da mão e repita sete vezes:

"Este Lápis-lazúli está acalmando, ajudando e protegendo minhas emoções."

CORAÇÃO: Cubra-o com a palma da mão e repita sete vezes:

"Este Lápis-lazúli repele qualquer forma de pensamento negativo."

FRONTE ("Terceira visão"): Cubra-o com a palma da mão e repita sete vezes:

"Este Lápis-lazúli está alertando os meus sentidos para meu próprio bem."

MEDITAÇÃO COM A MALAQUITA

Todas as cavidades, doenças e abscessos relativos aos dentes e aos ossos que estão próximos aos dentes podem ser normalizados com o uso da Malaquita na meditação e com o seu uso no corpo, de preferência o mais próximo possível do maxilar.

O ranger e o cerrar os dentes são manifestações físicas de uma reação imprópria à tensão causada pela impaciência. O uso da Malaquita ajudará a pessoa a adquirir paciência e acabará com os problemas dos maxilares e dos dentes.

As vibrações cósmicas de Saturno, viajando no raio verde, entram em nosso corpo pelo Centro do Poder Mental da Ordem. Esse centro de pensamento deve ser treinado para garantir o equilíbrio adequado de tensão, pois a ordem é a primeira lei de qualquer estrutura.

O uso da Malaquita, e seu emprego como auxiliar na meditação ativa diária, dotará nossa vida da estrutura adequada, de ordem e paciência para as ações e reações corretas. Você conseguirá:

1. Mais paciência com relação a você e às situações

2. Ordem e estrutura começarão a caracterizar a sua vida

3. Dentes e maxilares mais saudáveis

MÉTODO

Deite-se de costas no chão, segure a Malaquita na palma da mão e olhe-a fixamente por um minuto.

Coloque a Malaquita junto aos seguintes pontos:

PLEXO SOLAR (próximo à cintura): Cubra-a com a palma da mão e repita sete vezes:

"Esta Malaquita está vibrando para aumentar minha paciência comigo e com as situações."

CORAÇÃO: Cubra-a com a palma da mão e repita sete vezes:

"Esta Malaquita está vibrando para me ajudar a usar a quantidade correta de tensão."

FRONTE ("Terceira visão"): Cubra-a com a palma da mão e repita sete vezes:

"Esta Malaquita está vibrando para me ajudar a colocar ordem na estrutura da minha vida."

MEDITAÇÃO COM O ÔNIX

Se alguém tiver uma doença no corpo ou for exposto a bactérias estranhas, o uso do Ônix estimulará o equilíbrio entre os glóbulos vermelhos e os brancos, reforçando assim o sistema imunológico.

O Ônix poderia muito bem ser usado por cientistas que estudam a síndrome da imunodeficiência (AIDS).

Outra qualidade do Ônix é sua capacidade para localizar objetos perdidos, detectando suas vibrações. Contudo, ele nada pode fazer por si mesmo. O Ônix deve ser usado e empregado na meditação diária.

1. O Ônix é uma pedra que ouve, colhendo informações

2. Ajuda a encontrar coisas perdidas

3. Reforça o vigor físico e supera fraquezas

4. Equilibra a hemoglobina

MÉTODO

Deite-se de costas no chão, segure o Ônix na palma da mão e olhe-o fixamente por um minuto.

Coloque o Ônix junto aos seguintes pontos:

PLEXO SOLAR (próximo à cintura): Cubra-o com a palma da mão e repita sete vezes:

"Este Ônix está vibrando para colher qualquer tipo de informação."

CORAÇÃO: Cubra-o com a palma da mão e repita sete vezes:

"Este Ônix está vibrando para aumentar minha resistência física."

FRONTE ("Terceira visão"): Cubra-o com a palma da mão e repita sete vezes:

"Este Ônix está vibrando para me ajudar a encontrar objetos perdidos."

MEDITAÇÃO COM A OPALA

A Opala, transmitindo as ondas de raios de Netuno, é de grande ajuda no tratamento reflexológico de todo o corpo, pois atua sobre os pés.

A composição da Opala corresponde às propriedades físicas do cérebro. Sabemos que as ondas emanam do cérebro e que este recebe impulsos sensórios e transmite impulsos motores. A Opala Negra vibra para reforçar as células receptoras do cérebro, enquanto a Opala Branca vibra para reforçar os nervos transmissores.

A pessoa que alcançou um estado de percepção e que deseja comunicar-se com outras pessoas mediante a transmissão de ondas cerebrais pode atingir esse objetivo. No sentido de ser ainda mais produtiva na Nova Era, a onda cerebral deve ser mudada para uma vibração Alfa, na qual o circuito completo está recebendo, bem como transmitindo.

A Opala pode ser usada durante a meditação como um auxiliar na transmissão e, simultaneamente, como um filtro para a recepção. Tendo uma mensagem dupla na sua vibração codificada, ela não será de grande valia para o principiante, a menos que seja conhecida e compreendida.

As mensagens a serem recebidas pela Opala, através do trabalho da meditação, estão diretamente relacionadas com uma compreensão mais elevada das atividades íntimas do espírito. Elas incluem a capacidade para:

1. Ativar os centros psíquicos

2. Promover o entendimento

3. Tornar possível a comunicação

4. Curar as disfunções do cérebro e dos pés

5. Desestimular os vícios

MÉTODO

Deite-se de costas no chão, segure a Opala na palma da mão e olhe-a fixamente por um minuto.

Coloque a Opala junto aos seguintes pontos:

PLEXO SOLAR (próximo à cintura): Cubra-a com a palma da mão e repita sete vezes:

"Esta Opala está vibrando para ativar meus centros psíquicos."

CORAÇÃO: Cubra-a com a palma da mão e repita sete vezes:

"Esta Opala está vibrando para fortalecer meu centro de compreensão."

FRONTE ("Terceira visão"): Cubra-a com a palma da mão e repita sete vezes:

"Esta Opala está vibrando de modo que eu possa receber e canalizar informações vindas do alto."

MEDITAÇÃO COM A PÉROLA

A Pérola representa a Lua, regente de Câncer, que é o signo do Zodíaco que rege o estômago.

A Lua rege os oceanos e as águas da Terra, de onde provêm as Pérolas. O verdadeiro processo de formação da Pérola dá-se através de uma irritação inicial, na qual as secreções líquidas alisam e suavizam as áreas irritadas.

Esse transmissor marinho, microcristalino, pode exercer uma influência física em qualquer tipo de irritação no corpo, especialmente nas áreas relacionadas com líquidos, que são reguladas alternadamente pelos raios lunares.

Jesus falou das Pérolas como "palavras de sabedoria", e ordenou aos discípulos para que não as desprezassem nem desperdiçassem sua sabedoria com pessoas que não estivessem prontas para ouvir.

Se você está em condições de permitir que a corrente cósmica flua através de você, que é a função dela, e se você sente forte atração pelas Pérolas, elas o ajudarão. Nascidas num mar calmo, elas carregam essa vibração continuamente. Use-as para:

1. Suavizar uma irritação

2. Aumentar a perfeita contemplação

3. Aliviar o estômago

MÉTODO

Deite-se de costas no chão, segure a Pérola na palma da mão e olhe-a fixamente por um minuto.

Coloque as Pérolas nos seguintes pontos:

PLEXO SOLAR (próximo à cintura): Cubra-as com a palma da mão e repita sete vezes:

"Estas Pérolas estão vibrando para suavizar as irritações da minha vida."

CORAÇÃO: Cubra-as com a palma da mão e repita sete vezes:

"Estas Pérolas estão vibrando para aumentar minha perfeita contemplação."

FRONTE ("Terceira visão"): Cubra-as com a palma da mão e repita sete vezes:

"Estas Pérolas estão vibrando para suavizar meu centro de julgamento."

MEDITAÇÃO COM O PERIDOTO

O Peridoto corresponde ao centro do nosso corpo, o plexo solar. Essa área é o centro equilibrado de gravidade e de espaço. Com respeito a essa área, é comum dizermos: "Sinto isso em minhas entranhas", por ser esse o local onde experimentamos o peso e a profundidade das emoções extremas.

As mensagens recebidas pelo plexo solar vão direto para o estômago e para o coração, onde devem ser monitoradas a fim de ajustar as químicas desprendidas no corpo para ações de combate ou de fuga.

O Peridoto decifra essas mensagens, identificando e eliminando aquilo que é necessário ou desnecessário. Pelo fato de regular a liberação de adrenalina, ele é particularmente um calmante para a digestão.

Devido ao fato de o Peridoto provir das profundezas da Terra, através dos vulcões, bem como do espaço interplanetário com os meteoritos, ele está relacionado com os limites da emoção humana. Essa pedra age como se fosse um árbitro e um mediador, estabelecendo o elo entre emoção e razão.

O Peridoto deve ser usado e empregado por pessoas que realmente desejam conhecer sua própria alma. A meditação com essa pedra irá:

1. Ampliar a percepção espiritual
2. Eliminar os bloqueios psicológicos e as crenças negativas
3. Revigorar o corpo espiritual
4. Aliviar o plexo solar e os órgãos excretores.

MÉTODO

Deite-se de costas no chão, segure o Peridoto na palma da mão e olhe-o fixamente por um minuto.

Coloque o Peridoto junto aos seguintes pontos:

PLEXO SOLAR (próximo à cintura): Cubra-o com a palma da mão e repita sete vezes:

"Este Peridoto está vibrando para ampliar minha percepção espiritual."

CORAÇÃO: Cubra-o com a palma da mão e repita sete vezes:

"Este Peridoto está vibrando para eliminar minhas crenças negativas."

FRONTE ("Terceira visão"): Cubra-o com a palma da mão e repita sete vezes:

"Este Peridoto está vibrando para eliminar preconceitos contra o meu desenvolvimento espiritual."

MEDITAÇÃO COM O QUARTZO

A meditação com o Quartzo transparente afeta todas as áreas do corpo e todos os aspectos da psique.

Esse Quartzo polariza, centraliza e fundamenta o corpo físico. Ele produz uma consciência cósmica mental e emocional.

A meditação com o Quartzo transparente despertará qualquer cético para as forças da natureza, para as realidades invisíveis do mundo mental e para a força pessoal eletrizante do indivíduo.

O Quartzo produz uma vibração suave para todo novato na exploração metafísica do mundo invisível. É também uma ferramenta importante para os avançados na prática da cura. Pelo fato de não ser programado previamente nem limitado, ele aguarda pelas necessidades do seu usuário.

O Quartzo transparente ativa as seguintes habilidades:

1. Desperta a consciência cósmica

2. Transmite diretamente todos os raios cósmicos

3. Centraliza e serve de base ao corpo físico

4. Pode ser programado especificamente por uma pessoa

MÉTODO

Deite-se de costas no chão, segure o Quartzo na palma da mão e olhe-o fixamente por um minuto.

Coloque o Quartzo junto aos seguintes pontos:

PLEXO SOLAR (próximo à cintura): Cubra-o com a palma da mão e repita sete vezes:

"Este Cristal está transmitindo energia de todos os planetas."

CORAÇÃO: Cubra-o com a palma da mão e repita sete vezes:

"Este Cristal está vibrando para me ajudar na sintonização com meu lugar no Cosmo."

FRONTE ("Terceira visão"): Cubra-o com a palma da mão e repita sete vezes:

"Este Cristal está despertando a minha consciência cósmica."

MEDITAÇÃO COM O QUARTZO ROSA

O Quartzo Rosa não é uma pedra de vibração muito forte ou intensa, e é usada somente para pequenas irregularidades.

A meditação com o Quartzo Rosa irá provocar um abrandamento geral na atitude do "eu em primeiro lugar", enquanto estimula a alegria e a jovialidade. Alguns dos seus atributos são:

1. Promover o retorno ao amor inocente

2. Suavizar a atitude de auto-restrição

3. Alternar a polaridade para um equilíbrio

4. Agir como um suave estimulante cardíaco e como diurético

MÉTODO

Deite-se de costas no chão, segure o Quartzo Rosa na palma da mão e olhe-o fixamente por um minuto.

Coloque o Quartzo Rosa junto aos seguintes pontos:

PLEXO SOLAR (próximo à cintura): Cubra-o com a palma da mão e repita sete vezes:

"Este Quartzo Rosa está vibrando para me ajudar a retornar ao amor inocente da minha infância."

CORAÇÃO: Cubra-o com a palma da mão e repita sete vezes:

"Este Quartzo Rosa está vibrando para me ajudar a ser mais brando e tranqüilo comigo mesmo."

FRONTE ("Terceira visão"): Cubra-o com a palma da mão e repita sete vezes:

"Este Quartzo Rosa está vibrando para manter o revezamento de minhas polaridades."

MEDITAÇÃO COM O RUBI

O Rubi afeta o coração provocando uma mensagem vibratória purificadora para o sangue que, aliás, é a força vital e o produto desse coração. Quando a circulação do sangue melhora, todo o corpo é beneficiado.

A cor e a refração de um Rubi são necessários e desejados por aqueles cuja força vital precisa ser estimulada. Há uma vibração de excitamento no Rubi, que dá ao seu portador maior prazer para a vida.

Nós sabemos, de longa data, que o coração pensa por si mesmo. Quando essa mente, dentro do coração, é estimulada pelo uso e pela meditação com o Rubi, o raio vermelho da devoção ativa um novo entendimento de amor para consigo mesmo e para com os outros.

Onde ocorrem com freqüência abusos físicos, os danos para o espírito são quase imperceptíveis. Isso pode ser reconhecido na falta de propósito da pessoa, ou no seu desespero aparente de continuar vivendo. A meditação regular com o Rubi causará uma notável diminuição desses pensamentos negativos, substituindo-os por sentimentos mais positivos de segurança e de valor pessoal.

Nos casos onde a falta de auto-estima efetivamente causou danos no corpo ou na mente, deve-se meditar com o Rubi o mais freqüentemente possível, no mínimo sete vezes ao dia. Isso proporcionará um tratamento de emergência ou de recuperação para:

1. Aumentar a vontade de viver

2. Promover a afeição e aceitação de si mesmo

3. Superar sentimentos de inadequação

4. Revigorar o coração

MÉTODO

Deite-se de costas no chão, segure o Rubi na palma da mão e olhe-o fixamente por um minuto.

Coloque o Rubi junto aos seguintes pontos:

PLEXO SOLAR (próximo à cintura): Cubra-o com a palma da mão e repita sete vezes:

"Este Rubi está aumentando minha vontade de viver."

CORAÇÃO: Cubra-o com a palma da mão e repita sete vezes:

"Este Rubi está vibrando para me ajudar a amar a mim mesmo."

FRONTE ("Terceira visão"): Cubra-o com a palma da mão e repita sete vezes:

"Este Rubi está vibrando para me dar autoconfiança."

MEDITAÇÃO COM A SAFIRA

Para a cura do corpo, a imaginação deve, em primeiro lugar, formar um quadro mental da saúde. A Safira, agindo através dos raios azuis e índigos, vibra para elevar a consciência por intermédio da imaginação, pela visualização, "vendo" efetivamente o corpo físico como um todo.

Urano, regente do signo de Aquário, governa os tornozelos e a circulação do sangue. O uso da Safira beneficia essas áreas do corpo.

Agindo no campo das emoções, a Safira é eficaz na cura da depressão. Muitas pessoas beneficiam-se do "estalo" que é sentido por aqueles que usam essa pedra, porque ela efetivamente atua sobre a idéia fixa de tristeza e melancolia instalada na consciência. Essa chocante vibração estimulará pensamentos os mais profundos, de modo que os conhecimentos superficiais possam ser substituídos por uma sabedoria aplicável à vida diária.

A conexão cristal-raio cósmico entre a Safira e Urano é, às vezes, tão poderosa que age como uma "bofetada" cósmica numa pessoa histérica. O fato de segurar e contemplar uma Safira todos os dias irá:

1. Substituir a tristeza e a melancolia por um sentimento de luz e de felicidade

2. Transformar os pensamentos superficiais num entendimento mais significativo e profundo

3. Diminuir as irritações ou nervosismo excessivos

4. Elevar o fundamentalismo enfadonho para um plano de imaginação superior

MÉTODO

Deite-se de costas no chão, segure a Safira na palma da mão e olhe-a fixamente por um minuto.

Coloque a Safira junto aos seguintes pontos:

PLEXO SOLAR (próximo à cintura): Cubra-a com a palma da mão e repita sete vezes:

"Esta Safira está vibrando para 'sacudir' minha tristeza."

CORAÇÃO: Cubra-a com a palma da mão e repita sete vezes:

"Esta Safira está vibrando para reforçar o quadro mental positivo que faço de mim mesmo."

FRONTE ("Terceira visão"): Cubra-a com a palma da mão e repita sete vezes:

"Esta Safira está vibrando para quebrar velhos padrões de negatividade."

MEDITAÇÃO COM A KUNZITA

Raios de três planetas vibram nos cristais de lítio da Kunzita para estabelecer um equilíbrio suave entre os três corpos invisíveis das pessoas. Os corpos vital, emocional e físico são escolhidos para expressar e vivenciar a cooperação Divina, quando a Kunzita é utilizada para transmitir raios cósmicos múltiplos.

Não sabemos muita coisa a respeito dessa pedra, pelo fato de ela ter sido descoberta recentemente (1902). Alguns especialistas consideram-na como um ponto de partida para a tolerância, a receptividade e a aceitação. Ela também é tida como eficaz no controle de emoções ou de ações incorretas.

A meditação com a Kunzita é indicada para aqueles que desejam melhorar o equilíbrio entre os três corpos. A principal vantagem desse equilíbrio é a capacidade que ele proporciona para sentir um amor incondicional do Universo e repetir essa experiência com todos aqueles com quem temos contato.

A meditação diária com a Kunzita irá:

1. Proporcionar a realização do amor incondicional

2. Passar essa experiência para outros

3. Permitir a cura dos três corpos invisíveis

MÉTODO

Deite-se de costas no chão, segure a Kunzita na palma da mão e olhe-a fixamente por um minuto.

Coloque a Kunzita junto aos seguintes pontos:

PLEXO SOLAR (próximo à cintura): Cubra-a com a palma da mão e repita sete vezes:

"Esta Kunzita está vibrando o amor incondicional do Universo para mim."

CORAÇÃO: Cubra-a com a palma da mão e repita sete vezes:

"Esta Kunzita está vibrando a fim de me ajudar a passar esse amor incondicional para os outros."

FRONTE ("Terceira visão"): Cubra-a com a palma da mão e repita sete vezes:

"Esta Kunzita está vibrando para permitir a cura dos meus corpos invisíveis."

MEDITAÇÃO COM O OLHO-DE-TIGRE

As vibrações do Olho-de-tigre possuem um efeito de cura especial sobre os músculos em torno da nuca e do couro cabeludo. Os músculos tendem a se contrair quando uma pessoa recebe uma carga de alta energia cinética que, mal dirigida, volta-se sobre si mesma, causando tensão em vários músculos.

A vibração do Olho-de-tigre é bastante regular e precisa, como a batida do coração. Sua mensagem básica é trazer nossa energia dispersa de volta ao ponto central.

Assim que a meditação com o Olho-de-tigre se tornar automática na vida diária, você terá sua energia acumulada no centro do seu ser. O primeiro sinal desse efeito será uma desaceleração da atividade corporal, permitindo que suas vibrações pessoais se integrem com o Olho-de-tigre.

Dependendo de quantos anos o indivíduo agiu sob um estado hipercinético, ele experimentará sintomas muito parecidos com aqueles decorrentes do abandono de drogas ou do álcool.

Se você está se empenhando ao máximo, sem, no entanto, obter êxito nem realizar algo, preso a uma atividade, não indo de encontro aos seus reais interesses, medite diariamente com o Olho-de-tigre a fim de concentrar sua mente para:

1. Tornar mais lenta a vibração pessoal

2. Centralizar sua energia

3. Livrar-se do tempo perdido com excitações

4. Regular os hábitos alimentares

MÉTODO

Deite-se de costas no chão, segure o Olho-de-tigre na palma da mão e olhe-o fixamente por um minuto.

Coloque o Olho-de-tigre junto aos seguintes pontos:

PLEXO SOLAR (próximo à cintura): Cubra-o com a palma da mão e repita sete vezes:

"Este Olho-de-Tigre está vibrando para convergir todas as minhas energias dispersas para o centro de mim mesmo."

CORAÇÃO: Cubra-o com a palma da mão e repita sete vezes:

"Este Olho-de-tigre está vibrando de modo que eu possa me acalmar para sentir o amor novamente."

FRONTE ("Terceira visão"): Cubra-o com a palma da mão e repita sete vezes:

"Este Olho-de-tigre está vibrando a fim de concentrar minha energia mental para meu próprio benefício e para servir aos outros."

MEDITAÇÃO COM O TOPÁZIO

A vibração do Topázio é esperança. Ele proporciona uma crença otimista no futuro, que tomará o lugar dos pensamentos negativos e os receios.

A escolha do Topázio indica que a pessoa não está dando muita importância para a vida presente. O usuário dessa pedra deve exercer um esforço consciente no sentido de estar preparado para viver cada momento, como se não houvesse o amanhã.

A vibração suave e firme do Topázio age ativamente contra a insônia. Usado na meditação, ele proporciona uma agradável sensação de bem-estar, que alivia dores de cabeça, causadas pela tensão.

O flúor é um elemento raro dentro do Topázio, que preserva e aumenta a quantidade de cálcio no corpo. Respondendo aos raios de Júpiter, planeta que, segundo a astrologia, rege os quadris e as coxas, o Topázio fornece um remédio para fortalecer essas áreas, freqüentemente debilitadas pela osteoporose.

A meditação com o Topázio aumentará a vibração do espírito, ao mesmo tempo que aumentará a vibração do corpo. Ele irá:

1. Trazer de volta a alegria e a esperança para dentro da consciência

2. Eliminar os pensamentos negativos e os receios

3. Exigir que seja dada total atenção para a vida AGORA

4. Aliviar a tensão dos músculos, os quais inibem a Consciência Cósmica e destroem as juntas do corpo

MÉTODO

Deite-se de costas no chão, segure o Topázio na palma da mão e olhe-o fixamente por um minuto.

Coloque o Topázio junto aos seguintes pontos:

PLEXO SOLAR (próximo à cintura): Cubra-o com a palma da mão e repita sete vezes:

"Este Topázio está vibrando para restaurar minha alegria e esperança."

CORAÇÃO: Cubra-o com a palma da mão e repita sete vezes:

"Este Topázio está vibrando para eliminar meus pensamentos negativos e receios."

FRONTE ("Terceira visão"): Cubra-o com a palma da mão e repita sete vezes:

"Este Topázio está vibrando no sentido de voltar minha atenção para a vida AGORA."

MEDITAÇÃO COM A TURMALINA

A porção do corpo humano que é afetada e regida pelas vibrações do planeta oculto, Vulcano, está localizada no plexo solar.

A área especificamente influenciada pela Turmalina é o estômago; porém, todo o trato digestivo está incluído nela, assim como o fígado, a vesícula biliar e o pâncreas.

Se o cristal for utilizado por alguma pessoa sobre o doente, ou pelo próprio doente, a colocação da pedra sobre o plexo solar irá direcionar as ondas de raio.

A adição de luz solar ou artificial ajudará por certo no processo. A tríplice refração desse cristal é o segredo de sua força.

A Turmalina, que só agora começa sua gloriosa ascensão rumo ao reconhecimento, afetará e inspirará aqueles que entrarem em contato com ela no futuro, particularmente os que trabalharem nas áreas de saúde e de filantropia. A meditação com esse cristal irá:

1. Transformar conceitos rudes em sabedoria

2. Equilibrar a lógica e a intuição

3. Alinhar os corpos físico, mental, emocional e espiritual

4. Curar o estômago e o aparelho digestivo

MÉTODO

Deite-se de costas no chão, segure a Turmalina na palma da mão e olhe-a fixamente por um minuto.

Coloque a Turmalina junto aos seguintes pontos:

PLEXO SOLAR (próximo à cintura): Cubra-a com a palma da mão e repita sete vezes:

"Esta Turmalina está vibrando para transformar meu centro de julgamento."

CORAÇÃO: Cubra-a com a palma da mão e repita sete vezes:

"Esta Turmalina está vibrando para aumentar minha intuição."

FRONTE ("Terceira visão"): Cubra-a com a palma da mão e repita sete vezes:

"Esta Turmalina está vibrando para alinhar meus corpos físico, mental, emocional e espiritual."

MEDITAÇÃO COM A TURQUESA

Por estar conduzindo raios do planeta Urano através da glândula pituitária na cabeça, a Turquesa afeta diretamente nosso Centro de Força da Imaginação.

A mentalização de si mesmo em perfeita saúde pode efetivamente reorganizar a estrutura molecular das partes doentes do corpo. Isso permite que o corpo naturalmente perfeito seja liberado, de maneira que ocorra a cura do organismo.

A Turquesa em si não dispõe de poder mágico, mas atua em auxílio da corrente cósmica. A pessoa que deseja a cura deve dedicar todos os dias um período de tempo para trabalhar com esse transmissor, concentrando-se na imagem visual de um corpo saudável e ativo.

Para aqueles que realmente desejam ensinar, a Turquesa é uma condutora de sabedoria antiga e de conhecimento. A Turquesa não julga. Ela não discrimina quem quer que seja, a favor ou contra. Cada usuário da Turquesa receberá informações de acordo com sua capacidade de assimilação. Ela age no sentido de:

1. Armazenar a sabedoria antiga e a verdade dos tempos

2. Transmitir confiança para expressar conhecimentos

3. Afetar o poder mental da imaginação

4. Garantir o perfeito funcionamento da glândula pituitária

MÉTODO

Deite-se de costas no chão, segure a Turquesa na palma da mão e olhe-a fixamente por um minuto.

Coloque a Turquesa junto aos seguintes pontos:

PLEXO SOLAR (próximo à cintura): Cubra-a com a palma da mão e repita sete vezes:

"Esta Turquesa está vibrando para transmitir para mim a sabedoria antiga."

CORAÇÃO: Cubra-a com a palma da mão e repita sete vezes:

"Esta Turquesa me dá confiança para transmitir conhecimento."

FRONTE ("Terceira visão"): Cubra-a com a palma da mão e repita sete vezes:

"Esta Turquesa está vibrando para abrir meu centro de força da imaginação."

A CIDADE DA ESMERALDA

Estamos nos encontrando numa boa hora, tanto para nossas próprias vidas como para a vida da Terra. Muitos de nós deixamos nossas famílias para trás, sem saber por que motivo fomos chamados a seguir nosso coração até este lugar. Possivelmente, cada um de nós tem um "contrato de vida" para servir e trabalhar em prol da saúde e da paz. Os planetas, movendo-se através das constelações celestiais, estão enviando raios cósmicos com a finalidade de influenciar as mudanças na Terra. Estamos respondendo lentamente ao planeta Urano, regente de Aquário, cujas vibrações estão influenciando a todos nós para a idéia da Fraternidade Universal.

Todos somos parte da Grande Unidade, e somos Um Todo. Vivemos juntos em vidas passadas, neste ou em outros planetas. Muito embora os corpos físicos estejam separados individualmente, nós nos reconhecemos através da alma.

Um crescente número de almas estão se congregando ao sul da Califórnia para criar o protótipo vivo de um centro holístico completo. Pessoas de todos os setores e profissões estão recebendo um chamado telepático para juntar-se nesse empreendimento. Algumas têm consciência a respeito de sua missão, enquanto outras têm uma vaga idéia e estão procurando uma forma de servir.

A *Cidade da Esmeralda* é tida como uma comunidade de apoio à Nova Era de Aquário, constituída por trabalhadores e mestres dedicados, talentosos e espiritualmente despertos.

Ainda não estamos num complexo físico. Muitos que viram a mesma imagem retiveram-na em pensamento por muitos anos. Sabemos que ela já está construída no Plano Etérico. Cúpulas geodésicas e pirâmides, estruturas da Nova Era, devem ser incorporadas ao projeto devido às vibrações interiores estabelecidas por essas formas. A *Cidade da Esmeralda* é o objetivo do nosso trabalho. Ela está prevista como um lugar místico, onde os visitantes possam vir para conhecer seus potenciais mais elevados. Como em qualquer comunidade, todos os tipos de curadores físicos e mentais, bem como profissionais de diversos níveis, podem prestar excelentes serviços a essa Nova Era: jardineiros, dietistas, cozinheiros, quiropráticos, médicos, astrólogos, psicólogos, secretárias, guarda-livros, programadores de computador, professores e conselheiros espirituais, editores e artistas.

O projeto da *Cidade da Esmeralda* inclui uma estação de tratamento espiritual, locais para retiro, reeducação, descanso, recreação, centro comercial, restaurantes, teatro, escolas particulares para crianças e centro holístico de saúde. A concepção é sem paralelo, visto que servirá às comunidades vizinhas, bem como aos visitantes de outros Estados ou países.

Se a pessoa vem para assistir aulas de auto-realização, seminários de autodesenvolvimento, de artes metafísicas, de cura e tratamento, ou para comprar roupas ou jóias de acordo com sua vibração pessoal, a ênfase será sempre voltada para o desenvolvimento dessa pessoa.

A *Cidade da Esmeralda* não precisa estar separada da população pela distância. Ela pode estar isolada da agitação e do barulho do mundo pelo seu próprio meio ambiente. A circulação de público será orientada por projetos paisagísticos e divisões do terreno para dar a todos uma sensação de privacidade eficiente do ponto de visto ecológico.

Aquele que, de alguma forma, estiver ligado à *Cidade da Esmeralda*, terá um profundo desejo de compreensão espiritual. A existência da *Cidade da Esmeralda* baseia-se no oferecimento de uma vida melhor a todas as pessoas.

Se você compartilha do mesmo pensamento e deseja participar dessa inigualável e dramática aventura metafísica – auxiliando na formação do capital "inicial", através de doações – você pode manter contatos com Brett Bravo. Os benefícios serão empregados no desenvolvimento da *Cidade da Esmeralda*. Um núcleo de metafísicos realistas e objetivos já está totalmente comprometido com a *Cidade da Esmeralda*.

CRISTAIS E PEDRAS PRECIOSAS CARACTERÍSTICAS DE CURA

1. *Ágata* . . . . fortalece o sistema imunológico
2. *Água-Marinha* . . glândula pineal, cérebro direito, rins
3. *Ametista* . . . . . . protege a garganta, os pulmões e o sistema respiratório
4. *Coral* . . . . eliminação na bexiga, nos intestinos
5. *Cornalina* . . . . . estimula as glândulas supra-renais, o balanceamento da tireóide para mais
6. *Crisópraso* . . . . . tireóide e controle da dieta
7. *Diamante* . . . . . purificante total do corpo, magnificador de outras pedras
8. *Esmeralda* . . . . . esqueleto, ossos, coluna, dentes
9. *Granada* . . . . . . memória, mistério, investigação sobre doenças em vidas passadas
10. *Granada Verde* . . espasmo do cólon
11. *Jade* . . . . joelhos
12. *Kunzita* . . . . . . olhos, ouvidos
13. *Lápis-lazúli* . . . . cérebro direito, balanceamento dos hormônios para menos
14. *Malaquita* . . . . . dentes
15. *Olho-de-tigre* . . . medula (cérebro), alivia a dor de cabeça
16. *Ônix* . . . . pés

17. *Opala* . . . . glândula pineal, cérebro esquerdo
18. *Opala de Fogo* . . reação física dos sistemas reprodutores e genitais
19. *Peridoto* . . . . . . parte baixa das costas, eliminação de energia
20. *Pérola* . . . . estômago
21. *Quartzo* . . . . . . equilíbrio dos "sistemas" do coração e da coluna vertebral
22. *Quartzo Rosa* . . . estimulante cardíaco e diurético muito suave
23. *Rubi* . . . . energia do coração e pressão sangüínea
24. *Safira* . . . . circulação sangüínea, equilíbrio da glândula pituitária
25. *Topázio* . . . . . . situação da glândula pituitária, equilíbrio vitamina-hormônio
26. *Topázio Azul* . . . balanceamento da tireóide para menos
27. *Turmalina* . . . . . trato intestinal
28. *Turquesa* . . . . . . olhando para dentro das partes do corpo

CRISTAIS E PEDRAS PRECIOSAS
CARACTERÍSTICAS PSICOLÓGICAS

1. Abundância .... *Diamante*
2. Abusos .... *Crisópraso*
3. Acalmar irritações .... *Pérola*
4. Aceitação .... *Ágata*
5. Alegria .... *Topázio*
6. Alívio de ansiedade .... *Água-marinha*
7. Alívio de hipertensão .... *Topázio Azul*
8. Amor incondicional .... *Kunzita*
9. Amor ao próximo .... *Esmeralda*
10. Amor-próprio .... *Rubi*
11. Atenção com o corpo .... *Opala de Fogo*
12. Atenção com o espírito .... *Peridoto*
13. Atenção no presente .... *Topázio*
14. Autocontrole .... *Malaquita*
15. Autoproteção .... *Lápis-lazúli*
16. Auto-revelação .... *Esmeralda*
17. Auto-sacrifício .... *Coral*
18. Calma .... *Topázio Azul*
19. Concentração .... *Olho-de-tigre*
20. Cooperação .... *Ágata*
21. Coragem para expressar conhecimento .... *Turquesa*

22. Criatividade . . . . *Turquesa*
23. A cura de outros . . . . *Ametista*
24. O despertar para as forças cósmicas . . . . . *Quartzo Transparente*
25. Detecção e solução de problemas . . . . *Jade*
26. Disposição "total" para servir . . . . *Coral*
27. Energia . . . . *Cornalina*
28. Energia Kundalini . . . . *Lápis-lazúli*
29. Energia para concentração . . . . *Olho-de-tigre*
30. Equilíbrio: físico, mental, espiritual . . . . . . *Turmalina*
31. Honestidade . . . . *Esmeralda*
32. Imaginação . . . . *Turquesa*
33. Matéria e espírito . . . . *Diamante*
34. Memória . . . . *Granada*
35. Otimismo . . . . *Topázio*
36. Paciência . . . . *Malaquita*
37. Paixão . . . . *Opala de Fogo*
38. Paz de espírito . . . . *Água-marinha*
39. Pensamentos puros e claros . . . . *Ametista*
40. Perdão . . . . *Pérola*
41. Precaução . . . . *Safira*
42. Preguiça . . . . *Cornalina*
43. Reunir informações . . . . *Ônix*
44. Sabedoria (antiga) . . . . *Turquesa*
45. Segurança . . . . *Lápis-lazúli*
46. Suavidade . . . . *Quartzo Rosa*
47. Superar a inércia . . . . *Cornalina*
48. Superar a tristeza . . . . *Safira*
49. Vícios . . . . *Crisópraso*
50. Vontade de viver . . . . *Rubi*

CRISTAIS E PEDRAS PRECIOSAS CORES E PLANETAS

1.	Ágata	Raio prateado	Lua
2.	Ametista	Raio violeta	Mercúrio
3.	Água-marinha	Raio de luz azul	Vênus
4.	Coral	Raio borgonha	Plutão
5.	Cornalina	Raio vermelho	Marte
6.	Crisópraso	Raio verde	Saturno
7.	Diamante	Multirraio	Sol
8.	Esmeralda	Raio verde	Saturno
9.	Granada	Raio borgonha	Plutão
10.	Granada Verde	Raio verde	Saturno
11.	Jade	Raio verde	Saturno
12.	Kunzita	Raio múltiplo: violeta, luz azul	Mercúrio, Vênus
13.	Lápis-lazúli	Raio azul	Urano
14.	Malaquita	Raio verde	Saturno
15.	Ônix	Raio múltiplo: prateado, negro	Lua, planeta desconhecido
16.	Olho-de-tigre	Raio múltiplo: amarelo, marrom	Júpiter, planeta desconhecido
17.	Opala	Raio múltiplo: prateado, ultravioleta	Lua, Netuno

18.	Opala de Fogo	Raio múltiplo: vermelho, borgonha	Marte, Plutão
19.	Peridoto	Raio múltiplo: amarelo, verde	Júpiter, Saturno
20.	Pérola	Raio prateado	Lua
21.	Quartzo	Multirraio	Lua, todos os planetas
22.	Quartzo Rosa	Raio vermelho	Marte
23.	Rubi	Raio vermelho	Marte
24.	Safira	Raio azul	Urano
25.	Topázio	Raio amarelo	Júpiter
26.	Topázio Azul	Raio azul	Urano
27.	Turmalina	Raio múltiplo: verde, azul, vermelho	Vulcano
28.	Turquesa	Raio azul	Urano

Leia também

AS PROPRIEDADES CURATIVAS DOS CRISTAIS E DAS PEDRAS PRECIOSAS

Katrina Raphaell

Manual de fácil compreensão sobre o uso de cristais e pedras preciosas para o crescimento interior, a cura e o equilíbrio na vida cotidiana, este livro de Katrina Raphaell ensina como ampliar a percepção pessoal e como centralizá-la, harmonizando-a com as energias das pedras preciosas. A magnitude e o potencial dos cristais e das pedras preciosas, e o impacto positivo que podem causar em nossa vida pessoal e na evolução do planeta em que vivemos são significativos.

Eis alguns dos tópicos analisados neste livro:

- O que são os cristais do ponto de vista físico e esotérico
- O uso dos cristais na autocura
- A proteção psíquica proporcionada pelos cristais
- A antiga arte de dispor as pedras preciosas
- As mais importantes pedras curativas e seus usos
- Meditações inspiradas pelos cristais
- As pedras da Nova Era

As propriedades curativas dos cristais e das pedras preciosas é um livro destinado a todos os que se interessam pelo conhecimento básico necessário para usar as propriedades curativas inerentes ao reino mineral, no intuito de melhorar a qualidade de nossa vida interior e exterior.

A CURA PELOS CRISTAIS

Katrina Raphaell

Hoje em dia, os cristais são usados em todas as partes do mundo para as mais diversas finalidades. Até o ano de 1980, porém, havia poucas informações com relação aos aspectos terapêuticos e esotéricos dos cristais e sobre o seu uso nas antigas civilizações. Atualmente, a força, o potencial e o uso dos cristais estão ao alcance de milhares de pessoas que instintivamente estão sendo orientadas a utilizá-los para seu desenvolvimento pessoal e para práticas de cura.

Katrina Raphaell, autora de *As Propriedades Curativas dos Cristais e das Pedras Preciosas*, já publicado pela Editora Pensamento, aprimora ainda mais neste seu novo livro as aplicações práticas dos cristais no campo da terapia, apresentando métodos inovadores, antes não disponíveis, para descobrir e remover desequilíbrios internos. A riqueza de informações contidas neste volume, derivada da experiência pessoal da autora, é bem prática e é um convite ao leitor para que aumente seus conhecimentos acerca dos processos que encobrem nossas doenças e mascaram nossos problemas de saúde.

A Cura pelos Cristais fornece tanto ao leigo como ao profissional da área de saúde informações adequadas, incorporando o poder de cura dos cristais e das pedras preciosas à sua vida pessoal. Essas técnicas permitirão que o leitor, conscientemente, entre em contato com a energia que, inegavelmente, está contida nas formas geométricas dos cristais.

Escritora e conferencista, Katrina Raphaell trabalha há mais de 16 anos em técnicas de cura hoje colocadas em evidência, e põe ao alcance do leitor sua experiência, fornecendo-lhe instruções pormenorizadas de como se valer do poder oculto dos cristais com vistas a seu aprimoramento físico e espiritual.

EDITORA PENSAMENTO

O PODER DE CURA DAS PEDRAS PRECIOSAS

Harish Johari

Nesta obra estimulante e primorosamente ilustrada, Harish Johari combina seu talento de conhecedor da doutrina tântrica com sua habilidade de pintor. Com base nas antigas ciências hindus do Tantra, da medicina ayurvédica e da astrologia, valendo-se de seu grande conhecimento no campo da gemologia, Johari desenvolveu métodos práticos para o uso do poder armazenado nas pedras preciosas com o objetivo de maximizar tanto o equilíbrio como a saúde física e psicológica das pessoas.

As origens da cura através das pedras preciosas remontam às mais antigas escrituras sânscritas, nas quais elas são valorizadas pela sua capacidade de absorver e de transmitir a força vital. A medicina ayurvédica relacionava essa energia com os planetas, que possuíam a sua cor ou raio de luz específico e sua pedra preciosa correspondente. Os astrólogos hindus, por sua vez, usavam as pedras preciosas para compensar os efeitos maléficos dos aspectos planetários negativos e para realçar a influência dos aspectos favoráveis.

Do ponto de vista prático, o livro de Harish Johari apresenta fórmulas especiais para cada pedra, instruções para a confecção de talismãs e rituais específicos para alcançar determinados fins. São fornecidas ainda as correspondências exatas entre os planetas e suas respectivas pedras, além de informações sobre qualidades, defeitos, métodos de identificação, classificação e localização das minas em geral. São também incluídos quadros para a determinação das pedras mais adequadas a cada pessoa, de acordo com o signo astrológico e o ascendente.

O poder de cura das pedras preciosas fornecerá ao leitor, ao mesmo tempo, uma visão tradicional da sua aplicação e um guia prático para o conhecimento de sua natureza química e sutil.

EDITORA PENSAMENTO

Editora Pensamento
Rua Dr. Mário Vicente, 374
04270 São Paulo, SP
Fone 272-1399

Livraria Pensamento
Rua Dr. Rodrigo Silva, 87
01501 São Paulo, SP
Fone 36-3722

Gráfica Pensamento
Rua Domingos Paiva, 60
03043 São Paulo, SP